Thank you for purchasing our Word Search Book!

Inside are 48 puzzles with solutions at the back.

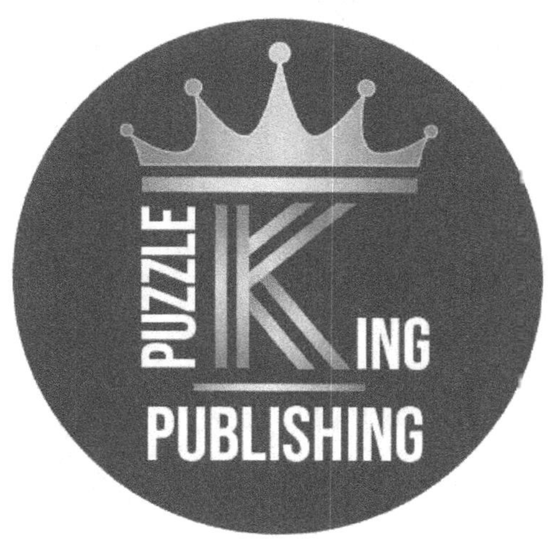

If you enjoy this book you might also be interested in our other puzzle books:

www.amazon.com/author/puzzlekingpublishing

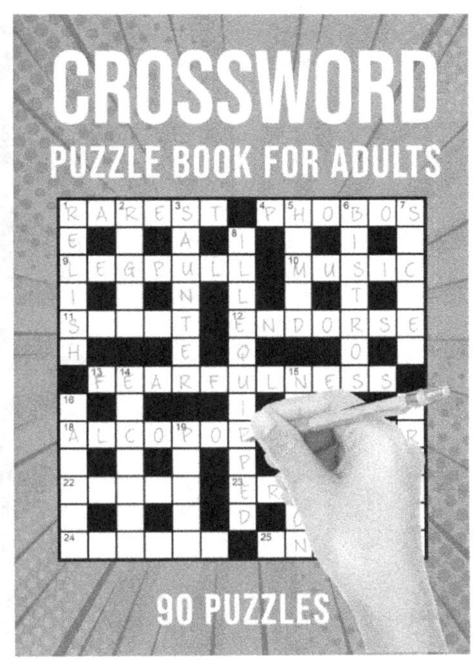

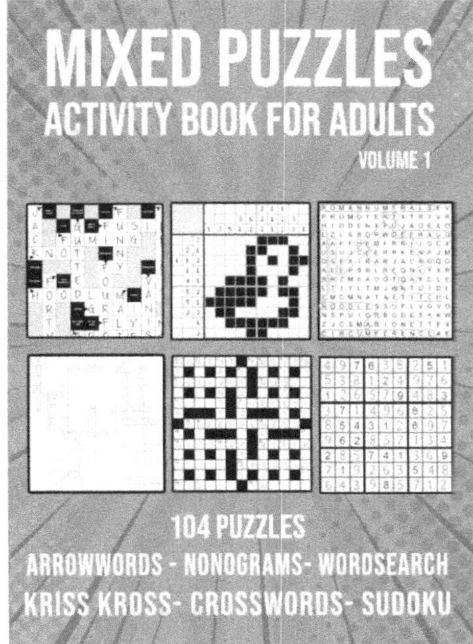

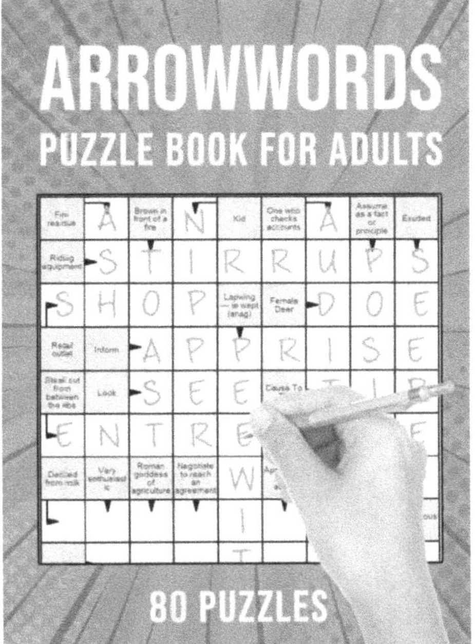

Puzzle #1 - Actresses

R E E P A L S D B C M B
W Y Z P S T L Q F O F N
C W S V R M I E T N I X
D C P E P Y C K H N S N
J B B E I N K V U E H X
K O Z E E G V X R L E Q
R L H R E H I T M L R G
W U W A F B W W A Y B M
D A J S N O C A N W U A
L K Q Z R S T A S E L N
I W S T R T S H T A L C
N J L E C X Y O O V O A
H A T H A W A Y N E C G
P F O S T E R X E R K J
I C C H J H P I E Z W J

Puzzle #1 - Actresses

- ❑ Connelly
- ❑ Fisher
- ❑ Foster
- ❑ Hathaway
- ❑ Johansson
- ❑ Lawrence
- ❑ Paltrow
- ❑ Roberts
- ❑ Stone
- ❑ Thurman
- ❑ Weaver
- ❑ Bullock

Puzzle #2 - Actors

U D J P B O Y T I F S P
Z L A I U S P B O R F X
S Q C T L R Z I P E X T
F D K T F E R X O E G W
H X S K G P N C C M L P
R A O D A M O N N A G N
C V N C U O Q G I N K B
W B I K W F P A C I N O
A D B Z S O R G H D B Z
U B B I R R N I O G O K
J P E I V N W I L L I S
G W N J M M K V S C F W
E E Q S P M T F O R D A
D E P P E U O D N G S L
O F N U F V F Q Z V Z K

Puzzle #2 - Actors

- ☐ **Damon**
- ☐ **DeNiro**
- ☐ **Depp**
- ☐ **DiCaprio**
- ☐ **Ford**
- ☐ **Freeman**
- ☐ **Hanks**
- ☐ **Jackson**
- ☐ **Nicholson**
- ☐ **Pacino**
- ☐ **Pitt**
- ☐ **Willis**

Puzzle #3 - Airlines

```
J Z G J V L U N I T E D
S X F O B Q Y S Z G I K
O D I B C O A K E C P S
U K P F V D L Y T Y Z E
T X E N D E A W Z C G W
H B E M A L S E X Z R A
W W T J K T K S D R E L
E X K R Q A A T V G P L
S H S P C J E T B L U E
T Z A M E R I C A N B G
W K S S C Q W I F C L I
S P I R I T N M A H I A
Y L H A W A I I A N C N
F R O N T I E R K Y T T
E M R K R C M I J V T L
```

Puzzle #3 - Airlines

- ☐ **Alaska**
- ☐ **Allegiant**
- ☐ **American**
- ☐ **Delta**
- ☐ **Envoy**
- ☐ **Frontier**
- ☐ **Hawaiian**
- ☐ **JetBlue**
- ☐ **Republic**
- ☐ **SkyWest**
- ☐ **Southwest**
- ☐ **Spirit**
- ☐ **United**

Puzzle #4 - Astronauts

```
L P L S R Q R Q A W P M
O R H T S H E P A R D H
V U G J A L D R I N Z R
E H A E F M M O H Q C L
L H D M X S P O C R J O
L G J I N W T O K H P L
A R M S T R O N G B O M
C I Z O L V L A H U A A
O S F N O Y H Z U V E R
N S A K V O H D Z P U B
R O H A D F I E L D G I
A M K E U Z F R V V L C
D C D R O B X K K K W E P
N I Y I W I A R H O N D
R I O V E Z H B X F N K
```

Puzzle #4 - Astronauts

☐ Aldrin

☐ Armstrong

☐ Conrad

☐ Glenn

☐ Grissom

☐ Hadfield

☐ Jemison

☐ Lovell

☐ Ochoa

☐ Pogue

☐ Ride

☐ Shepard

Puzzle #5 - Birds

```
M O E G W K K Z V P C T
Y A Z Z E T O N M M A H
W K L T H R A S H E R R
A U T L P Z B B S M D U
R A W C A Z Z L P R I S
B E S O D R B A A O N H
L J L X Q C D C R Z A K
E A F I Q U S K R R L S
R O H Y V H B B O L J A
B L V I R E O I W W N D
N B H R O C C R Z I J Y
V V T X G S U D B L U M
U O X X M R Z O W C N C
B L U E B I R D E D C B
S T A R L I N G O A O X
```

Puzzle #5 - Birds

- ☐ Blackbird
- ☐ Bluebird
- ☐ Cardinal
- ☐ Junco
- ☐ Mallard
- ☐ Robin
- ☐ Sparrow
- ☐ Starling
- ☐ Thrasher
- ☐ Thrush
- ☐ Vireo
- ☐ Warbler

Puzzle #6 - Cakes

H U M M I N G B I R D Q
C O Y A K G B F L R M L
H F I V C H I C R E A M
E J H A N L U V W D P T
E X G N K N F T R V U O
S G K G O Y H C Q E Y P
E U D E L D Q S T L S Q
C O R L Q B D U H V M M
A M O L T E N D J E D N
K I N G C O I X B T E C
E L P W C A Z H X B V T
V K A O W M R M J U I A
Y R C N X M S R C I L V
B X G D E Y B L O M S G
C N Z G B R G T O T R N

Puzzle #6 - Cakes

- ☐ Angel
- ☐ Carrot
- ☐ Cheesecake
- ☐ Coconut
- ☐ Cream
- ☐ Devils
- ☐ Hummingbird
- ☐ King
- ☐ Lane
- ☐ Molten
- ☐ RedVelvet
- ☐ Sheet

Puzzle #7 - Candy

L S K I T T L E S T V L
E E P A R T D V X W S Q
M P Z Q R J A Q W I T A
O D K P M Z L F G X A Z
N R P P J U Z S F M R X
H M I R A S E E U Y B N
E U C Q F L D L T Y U R
A S H C A M D A A S R A
D K Q M J W K K F Q S N
S E A D B T B I X G T C
M T J S I Y R S M F F H
C E Z K I T S S N V K E
K E S E P F W E T B K R
G R Q Y R E E S E S W S
O S N I C K E R S Z B M

Puzzle #7 - Candy

- ☐ Kisses
- ☐ Kitkat
- ☐ Lemonheads
- ☐ Musketeers
- ☐ Ranchers
- ☐ Reeses
- ☐ Skittles
- ☐ Snickers
- ☐ Starburst
- ☐ Taffy
- ☐ Tamales
- ☐ Twix

Puzzle #8 – Car Brands

C H E V R O L E T W R T
V N Z L G Y Q K P E U F
B M C Z X Q C B L H T I
Y Q F G T Y R S U Y F W
W I C J V E Y J V I N J
E L A E I R S R V Y C G
B H D O H D Y L J J M K
M U I C M O I V A O M O
F I L P V D Y K Z A U I
R V L D V G C K R R X L
Z Y A P S E M H P O Z S
Z U C C E Q H E C Y F W
C U E A M G E W Y T F O
F O R D M J U N D G M C
H E N N E S S E Y M W O

Puzzle #8 – Car Brands

- ☐ Buick
- ☐ Cadillac
- ☐ Chevrolet
- ☐ Chrysler
- ☐ Dodge
- ☐ Ford
- ☐ GMC
- ☐ Hennessey
- ☐ Jeep
- ☐ Ram
- ☐ Tesla

Puzzle #9 – Coffee Brands

```
M V A A A V H P R F E Z S
O S W Z Z D R F F W H Q
U K Q J A J C A C Q Z L
N D K B Y L C E O S Z D
T R Y O S C S L M L Y B
A J N H M P S M M F Q L
I Q P C J R L A U L D I
N K K J E G H X N F A U
K E P G E S O W I T P G
U F L X N L H E T L I J
C O Z V E W W L Y R C P
F E J T X S W L U N W E
C G S V B V T E G O P E
D U N K I N K Z I N N T
B S T A R B U C K S E S
```

Puzzle #9 – Coffee Brands

- ❏ Bustelo
- ❏ Community
- ❏ Dunkin
- ❏ Folgers
- ❏ Keurig
- ❏ Maxwell
- ❏ McCafe
- ❏ Mountain
- ❏ Peets
- ❏ Starbucks

Puzzle #10 - Companies

```
B W M X I F O R D G M A
V E R I Z O N W V B Q L
Z D W A X F J A I G S P
T G P V G A A L A Q W H
I E J K X C J M B Q D A
M K R X N E G A P Q B
I Z H H Z B I R S M E E
C Q S F R O Z T V R L T
R O M C P O F E D E X Q
O O A O G K Z F T A A C
S S X S O Q X N T M P C
O R H T X V I U Y A P V
F C U C F A C M C Z L S
T L V O F W A L F O E N
M C K E S S O N B N M T
```

Puzzle #10 - Companies

- ☐ **Alphabet**
- ☐ **Amazon**
- ☐ **Apple**
- ☐ **BP**
- ☐ **Costco**
- ☐ **CVS**
- ☐ **Facebook**
- ☐ **FedEx**
- ☐ **Ford**
- ☐ **IBM**
- ☐ **Intel**
- ☐ **McKesson**
- ☐ **Microsoft**
- ☐ **Verizon**
- ☐ **Walmart**

Puzzle #11 - Directors

```
Z G E S X B B O C J H L
I O D P Q I B S O Z R H
F O A I B B Y C P F V Y
L L E E W K J E P O H P
R V C L Q E S A O R U F
I Q L B F E L J L D J B
I S M E S O L L A L O C
K U B R I C K W E N E W
F D O G R T A I I S A N
I C N Q H C B T V D S Q
S B I C L A N D O U T M
W C N R M A W V H R W C
Z Y U N R H M G Q E O X
L R U A I D M U A M O D
H I T C H C O C K F D T
```

Puzzle #11 - Directors

- ☐ Allen
- ☐ Coppola
- ☐ Eastwood
- ☐ Ford
- ☐ Hitchcock
- ☐ Kubrick
- ☐ Lee
- ☐ Lynch
- ☐ Scorsese
- ☐ Spielberg
- ☐ Tarantino
- ☐ Welles

Puzzle #12 – Famous Women

E A R H A R T M D U T G
V P L K E X C A L A R N
V Q O K K U C D V L U W
D A X R S Z R I F C T A
N N O Y E F K S F O H R
O G X F Z D B O W T A R
H E H I G G I N S T Y E
B L C H S S V M I L D N
O O U U F Z W Q F V D L
T U D U E I N A A W P C
U U J S E O L T A A A V
B P V I T H X S E J R L
M T F R C O V P U M K R
A G A S W E W J U R S V
N B A V Z F A E T J F N

Puzzle #12 – Famous Women

- ❑ Alcott
- ❑ Angelou
- ❑ Barton
- ❑ Earhart
- ❑ Higgins
- ❑ Madison
- ❑ Parks
- ❑ Schlafly
- ❑ Stowe
- ❑ Truth
- ❑ Tubman
- ❑ Warren

Puzzle #13 – Federal Departments

T O S E B I V L G E E V
R P P Q H N E K L G D A
A H F P K G T O N P U G
N E K D E F E N S E C R
S A S E C U R I T Y A I
P L A B O R A N J T T C
O T P E T P N T C R I U
R H Z T Y P S E O E O L
T S T A T E Y R M A N T
A H D X I G K I M S X U
T P M S R K M O E U G R
I A W E F Q L R R R R E
O B N K L C O Z C Y T L
N E J U S T I C E F L M
S J J R U H O U S I N G

Puzzle #13 – Federal Departments

- ❑ Agriculture
- ❑ Commerce
- ❑ Defense
- ❑ Education
- ❑ Energy
- ❑ Health
- ❑ Housing
- ❑ Interior
- ❑ Justice
- ❑ Labor
- ❑ Security
- ❑ State
- ❑ Transportation
- ❑ Treasury
- ❑ Veterans

Puzzle #14 - Flowers

W I N T E R G R E E N V
S G S Z S S F Q E H Y P
E M X L Q N N J X H K R
V K T X X A P S E A J L
C R K Q A W P O Y H R Z
O P A W P A W J P E H X
N V X N Z N C G W P H I
E L E F T U Q O M R Y E
F O Q O O O L F P K G M
L B U Y F F P U J A Q E
O E E C N D V W S J I W
W L I U D H H N W R F S
E I S I Y Q N L F F I U
R A E B U N I Y B R V S
G A I L L A R D I A T Q

Puzzle #14 - Flowers

- ❑ **Coneflower**
- ❑ **Poppy**
- ❑ **Gaillardia**
- ❑ **Sage**
- ❑ **Iris**
- ❑ **Sunflower**
- ❑ **Lobelia**
- ❑ **Wintergreen**
- ❑ **Pawpaw**

Puzzle #15 - Foods

B H A M B U R G E R S G
A P P L E P I E N M C M
R V F P M T A C O S H E
B G V R C W T P P B O A
E D F S H I E T P T T T
Q E C D O N U G G D D L
U B M P W K Q V F J O O
E N U Z D I K R G A G A
L G S R E E B O H N J F
W Q S Y R S D P I Z Z A
I B J W S I T H M P H G
N U R E L X T P Y L A U
G V J I D A K O Y S X M
S Q H C U J E L L O M B
U C N O J N B A G E L O

Puzzle #15 - Foods

- ☐ **Applepie**
- ☐ **Bagel**
- ☐ **Barbeque**
- ☐ **Burrito**
- ☐ **Chilidog**
- ☐ **Chowder**
- ☐ **Gumbo**
- ☐ **Hamburger**
- ☐ **Hotdog**
- ☐ **Jello**
- ☐ **Meatloaf**
- ☐ **Pizza**
- ☐ **Tacos**
- ☐ **Twinkies**
- ☐ **Wings**

Puzzle #16 - Forests

X I R I S G G R F P Z D
W K V G J S I E R R A E
G G T C I B O L A Y B S
K J Q A A Q V S Z Q U C
F K U L F G E P C X B H
I A T N J R Z B O N I U
S M R T O S Z M C R G T
H C P D I X I E O B H E
L H Z W J C B I N M O S
A I S X W I R S I G R X
K P S M C E E J N H N X
E P V U P O H T O N T I
S E Q U O I A C A S E I
T W S C H E R O K E E P
Y A T O N G R A S S Q X

Puzzle #16 - Forests

- ☐ **Bighorn**
- ☐ **Cherokee**
- ☐ **Chippewa**
- ☐ **Cibola**
- ☐ **Coconino**
- ☐ **Deschutes**
- ☐ **Dixie**
- ☐ **Fishlake**
- ☐ **Sequoia**
- ☐ **Sierra**
- ☐ **Superior**
- ☐ **Tongrass**

Puzzle #17 – Freshwater Fish

```
H B P C Y C A T F I S H H
P D W Q S A L M O N F J
I Y C A W Y Y L O U K K
K V S W L L Q E O E E Q
E G F M D L G S S R N O
A R V Y N R E R C O O Y
L A T A U Q H Y B R Y I
S Y J T M A E P E W E T
I L S R B T W J K J A T
I I F H Y B T E Q J U Z
D N J C H Z A P C O L W
F G Q M L L L S R U H D
C R A P P I E T S O G A
I I H S Y P E R C H A C
X B V Y G Z A V P Y R E
```

Puzzle #17 – Freshwater Fish

- ❑ Bass
- ❑ Catfish
- ❑ Crappie
- ❑ Dace
- ❑ Gar
- ❑ Grayling
- ❑ Perch
- ❑ Pike
- ❑ Salmon
- ❑ Sturgeon
- ❑ Trout
- ❑ Walleye

Puzzle #18 - Fruits

```
E J B T Z O E Y W U D B
L J Z U I J F A X Y U G
D I B C H V R Y R O J R
E W H Z R V T R P N A A
R T W W K A E T L U C P
B G O X W B N F U T H E
E D M M E G B B M F I S
R N F U A D Q H E Y A C
R K L Y F T S Y P R E W
Y B C B G A O E U I R Z
K L R P U W C H M X P Y
U F A Q V P A W P A W E
S Z S K G C J S K Z P T
A V O C A D O A I O Y X
P E R S I M M O N F O E
```

Puzzle #18 - Fruits

- ❑ Avocado
- ❑ Blueberry
- ❑ Chia
- ❑ Cranberry
- ❑ Elderberry
- ❑ Grapes
- ❑ Pawpaw
- ❑ Persimmon
- ❑ Plum
- ❑ Pumpkin
- ❑ Squash
- ❑ Tomato

Puzzle #19 – Horse Breeds

F B A P P A L O O S A O
P O A V A P R V R K B O
R A C N U I H U B L L M
C T B R K V T G J K N O
F J E H A E U Y J D O R
P M S W A C R S E J K A
R A W N J I K R W Z O B
B X Z E M L B E A P T N
Q U A R T E R P R A A O
A N Z R L N I P M I I A
B F I D A A L I B N B V
Y P D G P D A A L T F C
H A R N U C R L O G O A
S O H R J A E W O Z O X
M D Z Y M Y K U D P F S

Puzzle #19 – Horse Breeds

- ☐ **Appaloosa**
- ☐ **Arabian**
- ☐ **Banker**
- ☐ **Bashkir**
- ☐ **Cracker**
- ☐ **Morab**
- ☐ **Morgan**
- ☐ **Nokota**
- ☐ **Paint**
- ☐ **Quarter**
- ☐ **Saddlebred**
- ☐ **Warmblood**

Puzzle #20 - Inventors

```
W E N G E L B A R T P N
H T T O M L I N S O N T
I P S N O S A Z M R L N
T M K C R G E L E P O G
N A J U S D Q P G S R Z
E N P S E S O T I I H Z
Y L E S U P X D W K S T
F R V W F E E D J O B S
Y R I F P N N B T A Z Y
N U A Q B C M A I M A N
W E Q N T E R S K S D M
G D I F K R L R R R S O
T E S L A L U L O P S S
C H V F H D I F P T G U
D W U R V E D N U Q N B
```

Puzzle #20 - Inventors

- ❏ Bell
- ❏ Edison
- ❏ Engelbart
- ❏ Ford
- ❏ Franklin
- ❏ Jobs
- ❏ Maiman
- ❏ Morse
- ❏ Spencer
- ❏ Tesla
- ❏ Tomlinson
- ❏ Whitney

Puzzle #21 - Islands

C H I C A G O F T T X O
G V O N D M L O N G G O
A U S Y M C E E M L R M
L C M H I N C R A J K J
V G C S R C E D C A L E
E N A T A L I O I E B R
S X W A L F Q D G M R D
T S O T T H O U L A D T
O A W E Y K P B Q N W U
N I T N R C L Z B H Y T
Y P A L A M E D A A B U
G A O I A E A X F T A I
U N K S V S Z U B T T L
A W H I D B E Y I A X A
M L C S F F F D D N C P

Puzzle #21 - Islands

- ☐ Admiralty
- ☐ Alameda
- ☐ Chicagof
- ☐ Fidalgo
- ☐ Galveston
- ☐ Guam
- ☐ Kodiak
- ☐ Long
- ☐ Manhattan
- ☐ Maui
- ☐ Mercer
- ☐ Saipan
- ☐ Staten
- ☐ Tutuila
- ☐ Whidbey

Puzzle #22 - Lakes

F V B W Z D N P S Y L M
W P R Q T N R A L J D K
G O S C H A M P L A I N
K N M U P J D G N S I Y
M T I J P M E U E K V E
P C C P S E Q I D M E D
B H H T Y F R T F B T W
E A I O W E N I O C A O
E R G A N B Y H O E H N
C T A H W T C T X R O U
H R N E N E A U L R E C
A A B W E L G R U U H F
R I D K F E J H I O T S
O N O M B R I I E O K T
D S A K A K A W E A O U

Puzzle #22 - Lakes

- ☐ **Beecharod**
- ☐ **Champlain**
- ☐ **Erie**
- ☐ **Huron**
- ☐ **Michigan**
- ☐ **Oahe**
- ☐ **Okeechobee**
- ☐ **Ontario**
- ☐ **Pontchartrain**
- ☐ **Sakakawea**
- ☐ **Superior**
- ☐ **Tahoe**

Puzzle #23 - Literature

L D M P R E K D Y Z I T
I K O S L C T B J W N T
Y C C Q L M S H C A V V
K A K L P T B R C C I H
A T I F A L M R H R S I
W C N G V G O U O U I R
A H G Q B A B G S C B O
K E B H O E Y T E I L S
E R I F J U L H N B E H
N G R G J I T O W L B I
I P D F X T J K V E H M
N C M I D D L E S E X A
G A Q T D B U E R G D P
H U C K L E B E R R Y C
L B K J Y F J Q F X T P

Puzzle #23 - Literature

- ☐ Awakening
- ☐ Beloved
- ☐ Catcher
- ☐ Chosen
- ☐ Crucible
- ☐ Gatsby
- ☐ Hiroshima
- ☐ Huckleberry
- ☐ Invisible
- ☐ Middlesex
- ☐ Moby
- ☐ Mockingbird

Puzzle #24 - Mammals

```
P A N T H E R E F D Z M
V X K B X P G L T A D A
O D K D T T O K T R D R
G T X O W W H Y S M T M
O R N G J D O P Y A W O
P L C O U G A R B D O T
H X V T L B I X O I L J
E F R S C I N R B L V Y
R A O Q L S X S C L E I
B A R U U O W H A O R G
I I G I P N D R T N I C
S K E R G P U Q E V N P
L C L R M O O S E N E U
K X K E B E A V E R T H
F O X L C O Y O T E Z B
```

Puzzle #24 - Mammals

- ☐ Armadillo
- ☐ Beaver
- ☐ Bison
- ☐ Bobcat
- ☐ Cougar
- ☐ Coyote
- ☐ Elk
- ☐ Fox
- ☐ Gopher
- ☐ Marmot
- ☐ Moose
- ☐ Panther
- ☐ Squirrel
- ☐ Wolf
- ☐ Wolverine

Puzzle #25 - Mountains

```
E L B E R T Z Q H J E B
H Q D A A J D G Q P G Z
G V S I I E O P B R O L
Y G H E N O N P I R H Z
D A A Y I G D X B K N I
C N S C E K I N G S E X
M N T F R S T P Y Y Z S
D E A A K O B E Q H M A
E T G U W A R N T T V E
N T A O C H X Y K O A Q
A A E N P T I M G R N H
L F A M W H V T F A E I
I L U C I M N M N O P Y
B H P Z M H R O K E W M
H O O D O O A V F E Z Y N
```

Puzzle #25 - Mountains

- ☐ **Blanca**
- ☐ **Denali**
- ☐ **Elbert**
- ☐ **Gannet**
- ☐ **Hood**
- ☐ **Humphreys**
- ☐ **Kings**
- ☐ **Pikes**
- ☐ **Rainier**
- ☐ **Shasta**
- ☐ **Teton**
- ☐ **Whitney**

Puzzle #26 - Movies

G O D F A T H E R B S H
V V X T I T A N I C H H
J E E P P T Y X V J A G
H Z R H H Y K L F E W O
C G B T E T O V X H S O
A Z R T I W M I G W H D
S T P O G G P B S M A F
A A S X U J O R S L N E
B N Y D M N A I U U K L
L O C A P W D B C B B L
A S H E R L K H J Y E A
N L O A P V A J O W G S
C N T S L Y N R Z G X N
A S G P D Y E E E E Q C
A P O C A L Y P S E U B

Puzzle #26 - Movies

- ☐ Apocalypse
- ☐ Casablanca
- ☐ Godfather
- ☐ Goodfellas
- ☐ Groundhog
- ☐ Gump
- ☐ Kane
- ☐ Psycho
- ☐ Shawshank
- ☐ Starwars
- ☐ Titanic
- ☐ Vertigo

Puzzle #27 – National Parks

R Y E L L O W S T O N E E
N E B A D L A N D S G G
E R D O L Y M P I C U W
V S C W L S A G U A R O
E H L O O H L H D E S W
R E F A N O V F I D L A
G N B R Z G D C N F I V
L A I C V C A A U O X N
A N S H G L L R U Z O X
D D C E G N C Q E I N E
E O A S O G E W Z E Z H
S A Y Y O S E M I T E E
U H N M A W D E N A L I
R A E P I N N A C L E S
C C P O Q Q A C A D I A

Puzzle #27 – National Parks

- ☐ **Acadia**
- ☐ **Arches**
- ☐ **Badlands**
- ☐ **Biscayne**
- ☐ **Canyonlands**
- ☐ **Congaree**
- ☐ **Denali**
- ☐ **Everglades**
- ☐ **Glacier**
- ☐ **Olympic**
- ☐ **Pinnacles**
- ☐ **Redwood**
- ☐ **Saguaro**
- ☐ **Sequoia**
- ☐ **Shenandoah**
- ☐ **Yellowstone**
- ☐ **Yosemite**
- ☐ **Zion**

Puzzle #28 – Olympic Winners

```
S T O R R E S E E W R Y
O P J Q L E C Y X G X V
R Q I D Z F O D E E O A
A X D T Z T U H Y Y D N
F J H O Z G G I Y Q X D
P U K S P Z H S N Q I Y
S Y Z B H K L B C D L K
R X Q T E Y I T N W O E
S H I Y L R N O J K Z N
A C L Z P C I K S E B W
X K V S S B Z F E L I X
T H O M P S O N R D T O
E Y I I D Y K I G L M B
M C K I K D L E W I S H
O S B U R N L O C H T E
```

Puzzle #28 – Olympic Winners

- ☐ Biondi
- ☐ Coughlin
- ☐ Ewry
- ☐ Felix
- ☐ Lewis
- ☐ Lochte
- ☐ Osburn
- ☐ Phelps
- ☐ Spitz
- ☐ Thompson
- ☐ Torres
- ☐ VanDyken

Puzzle #29 - Outlaws

B H I C K O K A P H X I
D I X U X R F Q O F Z C
C O L H O H O A N C Y L
R C Z L L A C C Q L A O
G M C N Y R Y I S A H K
P G I F V D R Y X N E M
A G M L I I V Z N T G N
W R T J L N A A L O X M
Q P D M J E S D K N Q G
F T F A U J R J A M E S
D D S E L M A N R I F D
D G E B E T F I S H E R
H F A M A F O W X L I C
Z M R O K S J N W W C A
G G P C A S S I D Y W W

Puzzle #29 - Outlaws

- ❑ Bass
- ❑ Billy
- ❑ Cassidy
- ❑ Clanton
- ❑ Dalton
- ❑ Earp
- ❑ Fisher
- ❑ Hardin
- ❑ Hickok
- ❑ James
- ❑ Miller
- ❑ Selman

Puzzle #30 - Presidents

```
R O O S E V E L T H G R
R V E Y C O O L I D G E
J O T E A D R N I X O N
W Z O I H A R D I N G N
I E G S K Q C E R Y V B
L Y U E E F H O O V E R
S B J N N B Q Y Q F L E
O K O H N C E K E W K A
N F H O E L C L V T A G
M O N W D I A U T C V A
M I S E Y N R U D E E N
Z X O R Z T T T A P A P
Z F N B M O E O F O R D
T R U M P N R O B A M A
N V U C J D T R U M A N
```

Puzzle #30 - Presidents

- ☐ Bush
- ☐ Carter
- ☐ Clinton
- ☐ Coolidge
- ☐ Eisenhower
- ☐ Ford
- ☐ Harding
- ☐ Hoover
- ☐ Johnson
- ☐ Kennedy
- ☐ Nixon
- ☐ Obama
- ☐ Reagan
- ☐ Roosevelt
- ☐ Truman
- ☐ Trump
- ☐ Wilson

Puzzle #31 - Reptiles

T O R T O I S E L H K I
F X V V K Z U D V W S U
S U Q P O U H C Y G D K
B T H K B A S I L I S K
D T C T Z S G Y C C C M
G E T U P B P V H O C P
G Y O R X L I L A K B Z
P O Y T A I O X M U E C
C P J L M Z F R E X C R
X T Q E V A Y D L O A Q
S W T E R R A P I N I J
K X Y Y L D I L O G M U
I G U A N A C U N N A S
N S C I N C E L L A N B
K A L L I G A T O R B W

Puzzle #31 - Reptiles

- ❏ Alligator
- ❏ Basilisk
- ❏ Caiman
- ❏ Chamelion
- ❏ Gecko
- ❏ Iguana
- ❏ Lizard
- ❏ Scincella
- ❏ Skink
- ❏ Terrapin
- ❏ Tortoise
- ❏ Turtle

Puzzle #32 - Rivers

M N A S O H I O G N R A
I D L L L B U J J T N O
S N L W T E L P J N D V
S T E A K Z W N A A S S
O Y G R L F O H R G K A
U E H K K J E O S K C D
R L E A U U L V N E G E
I L N N Q O Y I A I Z L
X O Y S C A G V K D I A
Y W U A H X J Y E M K W
U S C S C Q D B E K W A
K T R C O L U M B I A R
O O D I C O J Y W D T E
N N W I L L A M E T T E
K E C U M B E R L A N D

Puzzle #32 - Rivers

- ❑ Allegheny
- ❑ Arkansas
- ❑ Colorado
- ❑ Columbia
- ❑ Cumberland
- ❑ Delaware
- ❑ Missouri
- ❑ Ohio
- ❑ Red
- ❑ Snake
- ❑ Susquehanna
- ❑ Willamette
- ❑ Yellowstone
- ❑ Yukon

Puzzle #33 – Saltwater Fish

```
S A I L F I S H R Z I W
M A C K E R A L R C O W
G L K H B N Q A X T M N
J A E B O N E F I S H T
T T B P C C Y N B N X D
S E R W N Y O X N B T F
W A G U H B R U Q A Z L
T I R L J K I Y R R S O
E O O L V Z M D S R S U
J G U R K O T L E A A N
E P P H H D J G D C L D
F G E C O B I A B U M E
K Q R Z T T R X A D O R
D M M A R L I N S A N E
H B I G J R N A S X N S
```

Puzzle #33 – Saltwater Fish

- ☐ Barracuda
- ☐ Bass
- ☐ Bonefish
- ☐ Bonito
- ☐ Cobia
- ☐ Flounder
- ☐ Grouper
- ☐ Mackeral
- ☐ Marlin
- ☐ Sailfish
- ☐ Salmon
- ☐ Tarpon

Puzzle #34 - Singers

```
M A R S Y S D A I S T N
C O S P P U Y Z I F M A
D A K L V Y B T I H W L
Q Z X O U J P W V G S D
X O F P X V S D V R I K
Q C P E H R N U M A N T
R A R Z Z E U P S N A B
K H E S G H S U G D T E
G E S E D M R L S E R Y
A X L R O Y T X F R A O
G P E R C H P T P B R N
A N Y A D F D Y L A N C
O J L T E P E R R Y Y E
J A C K S O N C A R E Y
W O N D E R N C H S E Z
```

Puzzle #34 - Singers

- ☐ Beyonce
- ☐ Carey
- ☐ Cyrus
- ☐ Dylan
- ☐ Gaga
- ☐ Grande
- ☐ Jackson
- ☐ Legend
- ☐ Lopez
- ☐ Mars
- ☐ Perry
- ☐ Presley
- ☐ Sinatra
- ☐ Swift
- ☐ Wonder

Puzzle #35 - Sitcoms

```
F R A S I E R J M I M F
F R E S H P R I N C E O
D Y I Q C U H P Z A K F
T P L V H Q L Q C O E F
F M J S E I N F E L D I
R A F Y E C A I B T W C
I G Y K R H Q X M C R E
E Q Q R S F S S P J Z P
N S A R N G N R J I O N
D G D C N O B M Z V S W
S U J J S L Y W Q X E G
K W H P S M M O F V A B
O K M D U K U A G T N M
Y I M B U P D Z S P N T
S B I G B A N G B H E O
```

Puzzle #35 - Sitcoms

- ☐ **BigBang**
- ☐ **Cheers**
- ☐ **Frasier**
- ☐ **FreshPrince**
- ☐ **Friends**
- ☐ **MASH**
- ☐ **Office**
- ☐ **Roseanne**
- ☐ **Seinfeld**
- ☐ **Simpsons**

Puzzle #36 - Sports

```
V O L L E Y B A L L F U
H V X F R E B T B Y Z J
M P A W V Z A M I D Y F
U Q F N U V S Y I G V V
M P N X S H E Z Q G G Q F
L O O V Z K B O N F L O
A Y T S C K A I S O A Y
L C L O D O L S T O C Y
M Q H C R T L L O T R P
K S P C S S D M B B O T
X F V E E B P G L A S E
P Z R R R Z C W O O L S N
K W B E D E I F R L E N
B A D M I N T O N T F I
B A S K E T B A L L S S
```

Puzzle #36 - Sports

- ❑ **Badminton**
- ❑ **Baseball**
- ❑ **Basketball**
- ❑ **Football**
- ❑ **Golf**
- ❑ **Hockey**
- ❑ **Lacrosse**
- ❑ **MotorSports**
- ❑ **Soccer**
- ❑ **Tennis**
- ❑ **Volleyball**
- ❑ **Wrestling**

Puzzle #37 – States I

```
C N E W M E X I C O A W
Z V E R M O N T F N W A
M I C H I G A N A C E S
C F T O V R A T C O S H
O C Q D W R N S Q N T I
L A C E J O A O Q N V N
O L H I M O E U D E I G
R A I S G N F T E C R T
A B B L I U K H L T G O
D A L A S K A D A I I N
O M M N N D Y A W C N L
I A F D B Q W K A U I O
H A W A I I F O R T A H
K A N S A S H T E N L I
G E O R G I A A Y Z F O
```

Puzzle #37 – States I

- ❑ **Alabama**
- ❑ **Alaska**
- ❑ **Colorado**
- ❑ **Connecticut**
- ❑ **Delaware**
- ❑ **Georgia**
- ❑ **Hawaii**
- ❑ **Kansas**
- ❑ **Maine**
- ❑ **Michigan**
- ❑ **Montana**
- ❑ **NewMexico**
- ❑ **Ohio**
- ❑ **RhodeIsland**
- ❑ **SouthDakota**
- ❑ **Vermont**
- ❑ **Washington**
- ❑ **WestVirginia**

Puzzle #38 – Top Baby Boy Names

```
J A M E S N O E Q I F T
W F L A O D J Y S Y F M
D D C S J F O B K T S J
L U A Q O Z U J M D B X
L M L G E T H A N Q C S
X Y E B B O X O Q P V R
U B X Z V L N K F A U Q
Y E A G S H O L I V E R
E N N J H M I X U P M H
V J D M K E L I J A H A
H A E D N C H P I B I X
N M R W O B N L E W D R
K I Q R A S L O G A N S
Q N I F H I D E H D L K
E E J X W G M Y U J X S
```

Puzzle #38 – Top Baby Boy Names

- ❑ Alexander
- ❑ Benjamin
- ❑ Elijah
- ❑ Ethan
- ❑ James
- ❑ Logan
- ❑ Lucas
- ❑ Mason
- ❑ Noah
- ❑ Oliver
- ❑ William

Puzzle #39 – Top Baby Girl Names

```
F O A K L Y N N N O J B V
R C E O K B T F D K M R
A E N S L E Y T W B E B
A F A C X P I N O V A H
R J C K U W J L A Q G D
H A I S L E Y I Y U H H
U X P K X M Q V J T A C
X J Y U C M K K X I N O
M C D F M A O M M Z Z C
V Z P A R P V U D I O R
Y N M F D H A K P A T G
R H C A R A G L X U Q L
M D R U O L L H M I R U
P A C T Z O R E T E S P
Y I O L I V I A E S R Q
```

Puzzle #39 – Top Baby Girl Names

- ☐ Adalee
- ☐ Dior
- ☐ Emma
- ☐ Ensley
- ☐ Haisley
- ☐ Keily
- ☐ Meaghan
- ☐ Novah
- ☐ Oaklynn
- ☐ Olivia
- ☐ Palmer
- ☐ Yara

Puzzle #40 - Trees

P O P L A R U O X M F H
E C P E F C K M D R C C
I M I D I A R M Y R O Y
S J A W O I Q I I N G P
P W V R F U E B I G A R
R V A M L Y X K R O S E
U H D S G V C B R G P S
C E E W O H H D P E E S
E M M E Q S O V T M N C
B L S E U O E Y O P E E
X O I T W X Y O W N L O
D C E G M C J R I P W F
N K O U B M I P A B U O
X D C M M M M E M Z R Y
F B W P V A O E E Q Q J

Puzzle #40 - Trees

- [ ] **Aspen**
- [ ] **Birch**
- [ ] **Cypress**
- [ ] **Dogwood**
- [ ] **Fir**
- [ ] **Hemlock**
- [ ] **Maple**
- [ ] **Oak**
- [ ] **Pine**
- [ ] **Poplar**
- [ ] **Spruce**
- [ ] **Sweetgum**

Puzzle #41 - Universities

```
H G B L F Z U R E D H S
Q U F Z I Y B U C L A X
C G H K N G J W L C Z E
H U P R I N C E T O N P
I S C Z O B N C C L Y E
C T U B C R O J N E I N
A A E N O M I T N C P N
G N C C L X S H R C Z S
O F V U U H R D C F S Y
X O M R M Z P B Y J O L
J R C P B Y A Y W Z S V
C D Q I I W S A S B K A
Y M T B A B U L C J Y N
N B K Q E Q E H E R U U I
G D R H A R V A R D O A
```

Puzzle #41 - Universities

- ☐ Chicago
- ☐ Columbia
- ☐ Cornell
- ☐ Harvard
- ☐ MIT
- ☐ NYU
- ☐ Pennsylvania
- ☐ Princeton
- ☐ Stanford
- ☐ UCB
- ☐ UCLA
- ☐ Yale

Puzzle #42 – Venomous Snakes

```
Y  M  A  S  S  A  S  A  S  A  U  G  A  M
E  C  O  P  P  E  R  H  E  A  D  C  D  C
L  T  O  L  Y  P  A  H  Q  H  F  O
L  I  I  I  X  U  V  E  T  K  E  R
O  M  M  I  K  K  X  K  I  N  Q  A
W  B  T  L  D  M  A  R  G  Z  Q  L
B  E  J  C  V  O  O  B  E  Z  T  I
E  R  E  D  V  Q  V  J  R  G  N  A
L  G  B  C  J  H  S  G  A  B  E  J
L  T  F  Z  W  N  V  E  D  V  I  R
I  I  H  U  E  K  M  V  I  S  E  E
E  C  O  T  T  O  N  M  O  U  T  H
D  J  I  M  B  P  X  H  W  L  G  J
W  Q  L  Z  W  C  I  V  R  L  L
D  I  A  M  O  N  D  B  A  C  K  Y
```

Puzzle #42 – Venomous Snakes

- ❑ **Copperhead**
- ❑ **Coral**
- ❑ **Cottonmouth**
- ❑ **Diamondback**
- ❑ **Massasauga**
- ❑ **Mojave**
- ❑ **Tiger**
- ❑ **Timber**
- ❑ **YellowBellied**

Puzzle #43 - Volcanoes

```
M A K U S H I N D J L D
O F P N E W B E R R Y Z
W E Q P A Z M T A B H S
A R K Z G P V R I E E P
U P W A S E I Z N K Q U
G E I X V V W T I F Q R
U I J K I L A U E A R R
S U M B M Z H I R C E E
T O A I T W F A K E D W
I B M N P J O T A O O S
N I V K B L D V O N U H
E P Q Z Q A O H U R B A
V Y O O F Q K J Z D T S
W W S T H E L E N S Y T
X E D W B Y P R R A H A
```

Puzzle #43 - Volcanoes

- ☐ Augustine
- ☐ Baker
- ☐ Hood
- ☐ Kilauea
- ☐ Loa
- ☐ Makushin
- ☐ Newberry
- ☐ Rainier
- ☐ Redoubt
- ☐ Shasta
- ☐ Spurr
- ☐ StHelens

Puzzle #44 – Watch Brands

T M H D V O V I V F V F
X J L F X T E C C D O E
Y V W A P O X T K F R T
V X E M B F M S O J T L
G N I P Y P V R F B I K
S T S W C E E D U E C A
P R S S N U B D C N T
E L T A E R B F Z B I K
S K P T U N L B T Z M O
P H R I B I D U R G M B
X A I R H N T R X O S O
M X O N U A D E V O N L
F B L X O D G M S M K D
N I A L L L B E U G T O
Z W N N L T A U R B E J

Puzzle #44 – Watch Brands

- ☐ Devon
- ☐ Hager
- ☐ Kobold
- ☐ Martenero
- ☐ Niall
- ☐ RGM
- ☐ Shinola
- ☐ Vortic
- ☐ Weiss

Puzzle #45 - Writers

```
H E M I N G W A Y F Z G
U H Q A Y E T U P S J X
F I T Z G E R A L D E I
B K R R H T W R P N C N
D M G V O D E C R O U P
F X E Q I N E O K M E L
V N B L K N H Q N O H X
X D F L V T G O H R Z P
P P U B W I S M Z R P T
M A F A S N L K D I E B
F P H F I T L L Y S E T
S A U K C W Z O E O L Q
H C C A Q A X V J N I I
W I C S V I Y R O B O H
D S T E I N B E C K T T
```

Puzzle #45 – Writers

- ❑ **Dickinson**
- ❑ **Eliot**
- ❑ **Faulkner**
- ❑ **Fitzgerald**
- ❑ **Hawthorne**
- ❑ **Hemingway**
- ❑ **Irving**
- ❑ **Melville**
- ❑ **Morrison**
- ❑ **Poe**
- ❑ **Steinbeck**
- ❑ **Twain**

Puzzle #46 – Birds of Prey

K C O N D O R Y T D D L
I S Z B S F R B X C W C
T F K E S T R E L O A A
E F R S T B R B A S C R
W O X A H B O J Z P F A
Y X L C A X Z W N R S C
W N R T R O K I N E N A
R M Y O R T L O X Y E R
L J K R I R E E X A Y A
J U I K E U R H A W K B
R L S M R U Q I D B F P
O O V D T O J T P R Z G
M R Q L R D F Y S O H S
G J U F T T L E A G L E
X V G W Z F A L C O N T

Puzzle #46 – Birds of Prey

- ☐ Caracara
- ☐ Condor
- ☐ Eagle
- ☐ Falcon
- ☐ Harrier
- ☐ Hawk
- ☐ Kestrel
- ☐ Kite
- ☐ Merlin
- ☐ Osprey
- ☐ Owl
- ☐ Vulture

Puzzle #47 - Boxers

```
L F R A Z I E R Q M S J
U E S H O B C D D A G Q
B I O K T K E J H Y X B
N W Z N O A L I W W G Q
J J R X A C U M J E A Z
K Y Y I A R D A I A Y U
O R K S Z J D R L T A Y
E R V T D Y L C K H L Q
R O N I A O L I T E O D
S B F O R E M A N R U E
E I M K M R R N J Q I M
G N V I M F W O J D S P
V S P L J T Y S O N B S
H O L Y F I E L D X V E
I N K J O H N S O N R Y
```

Puzzle #47 – Boxers

- ☐ Ali
- ☐ Dempsey
- ☐ Foreman
- ☐ Frazier
- ☐ Holyfield
- ☐ Johnson
- ☐ Leonard
- ☐ Louis
- ☐ Marciano
- ☐ Mayweather
- ☐ Robinson
- ☐ Tyson

Puzzle #48 - Comedians

P I Q S G R A M M E R R
N K V R R S X F L K N V
C A D F V F E J I M A C
J C L T N F T A P I M D
M H L L O K G M D X N W
U V C L E F M L M C V I
R G H U F N E R S Z C M
P S A M I F O D D T C U
H J P Y N S A N D L E R
Y C P I T M K M L U J R
U R E E G C A R R E Y A
A S L B O L L N Z I I Y
B F L R B L A C K H I Y
V F E U X P D Y V B U F
F T T S C H U M E R I R

Puzzle #48 – Comedians

☐ Allen	☐ Murphy
☐ Black	☐ Murray
☐ Carrey	☐ Rock
☐ Chappelle	☐ Sandler
☐ Grammer	☐ Schumer
☐ Mac	☐ Seinfeld

ANSWERS

Puzzle #1

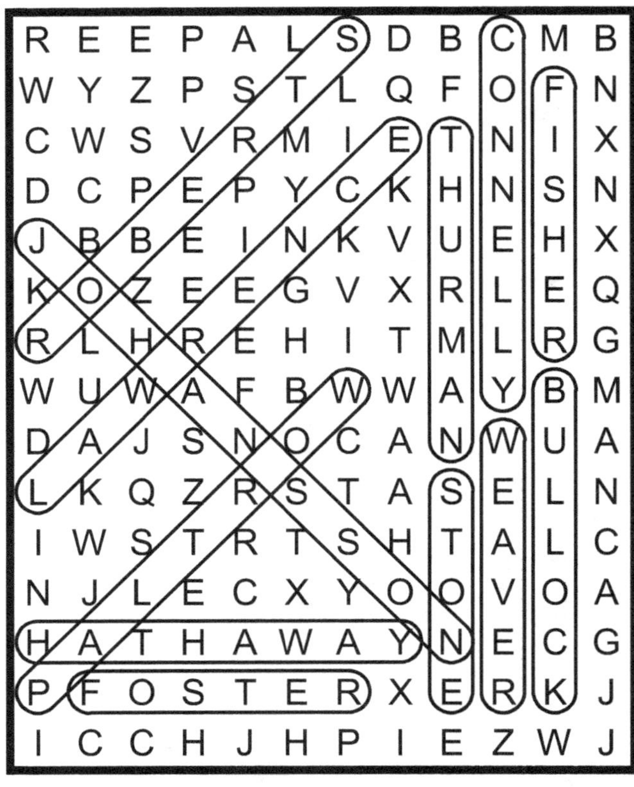

Puzzle #2

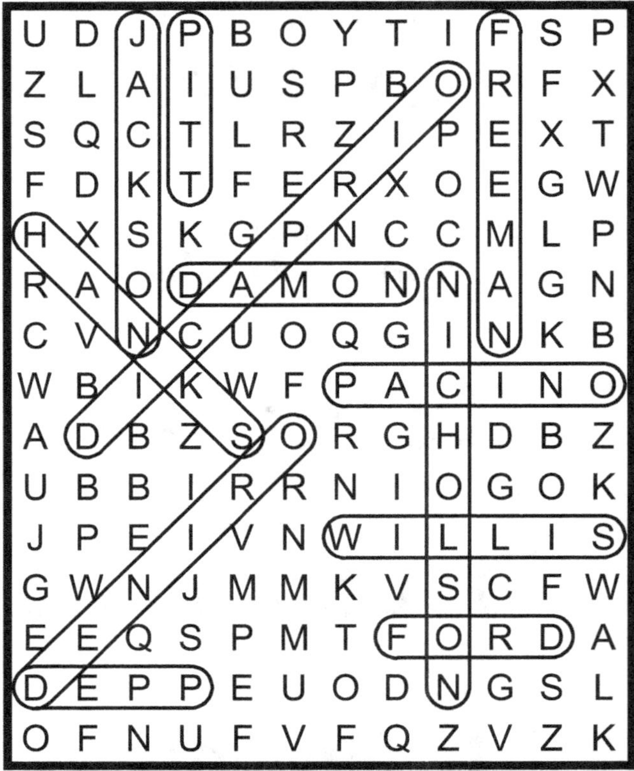

Puzzle #3

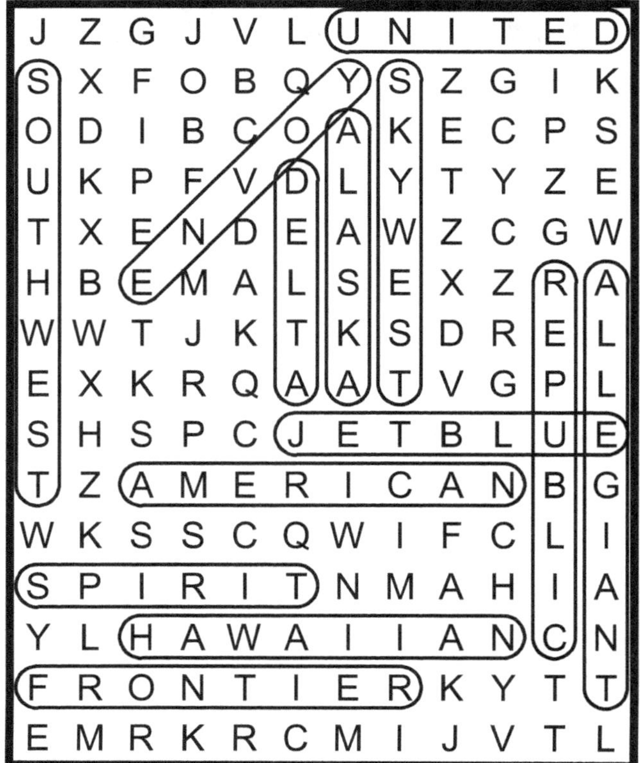

Puzzle #4

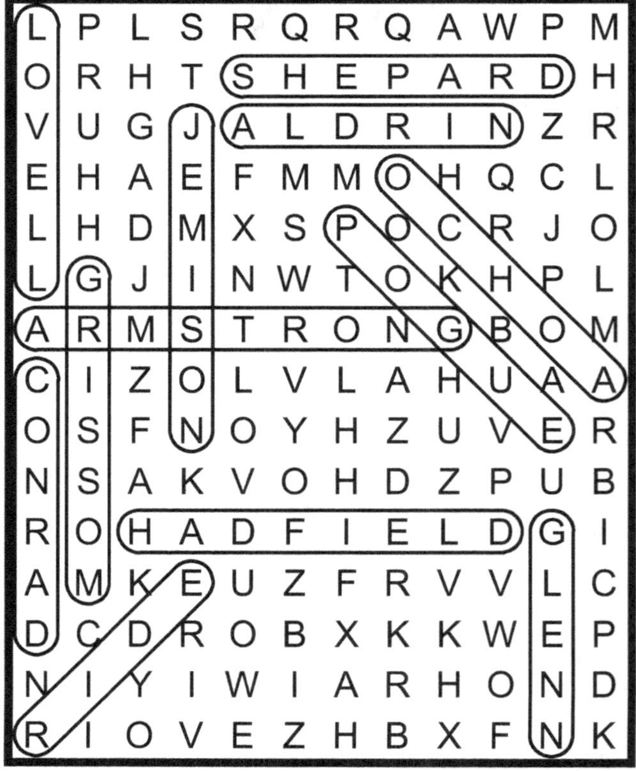

ANSWERS

Puzzle #5

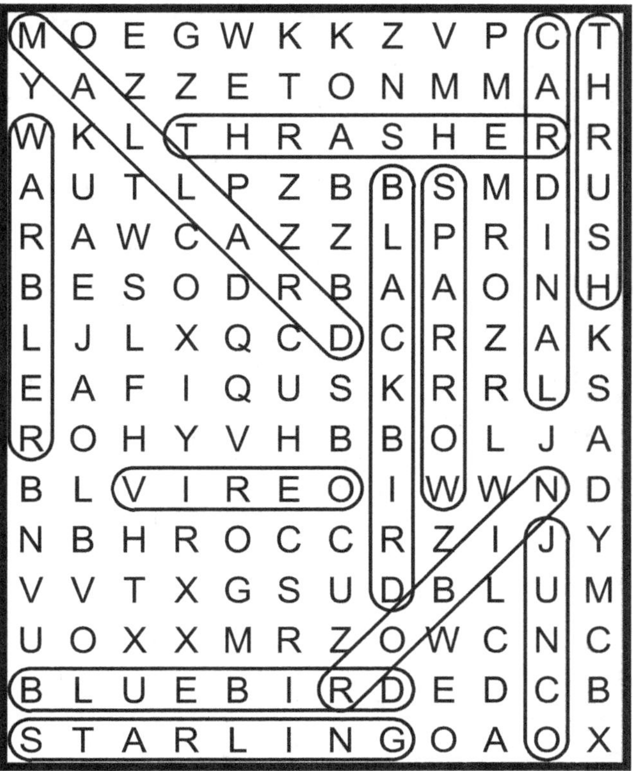

Puzzle #6

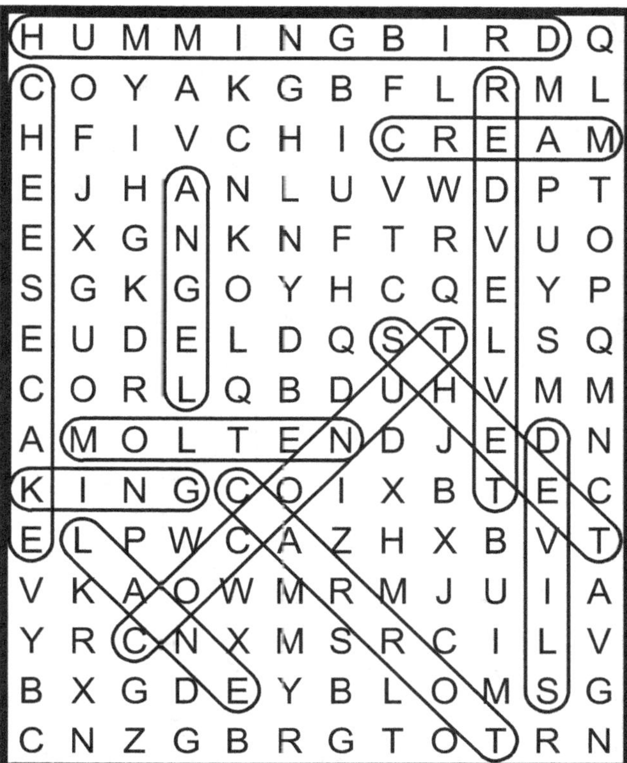

Puzzle #7

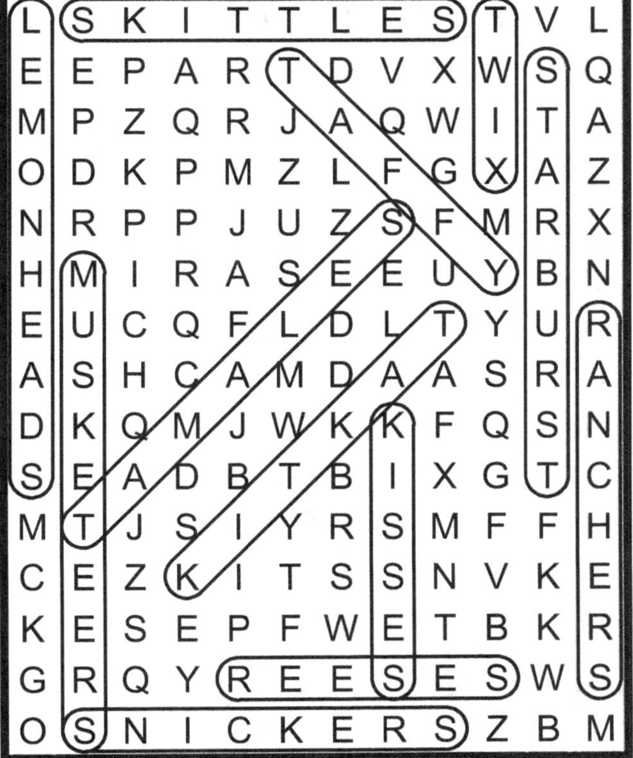

Puzzle #8

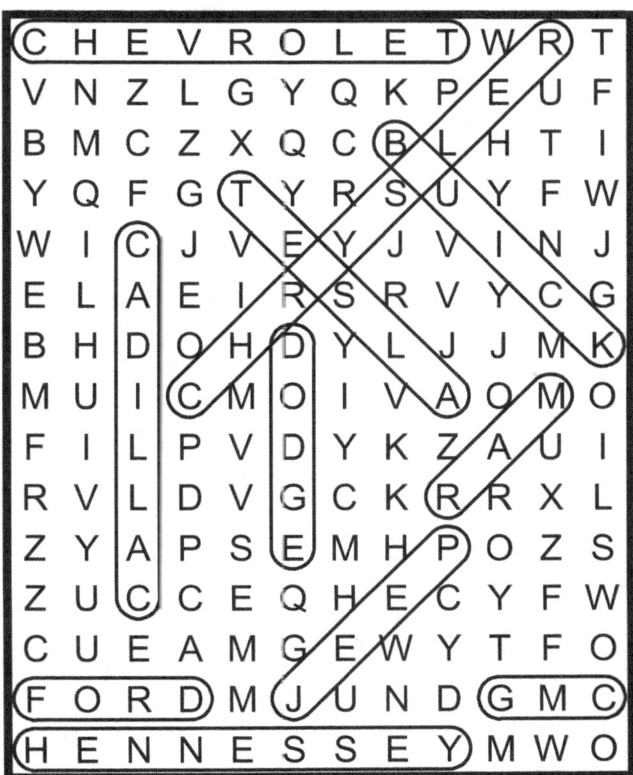

ANSWERS

Puzzle #9

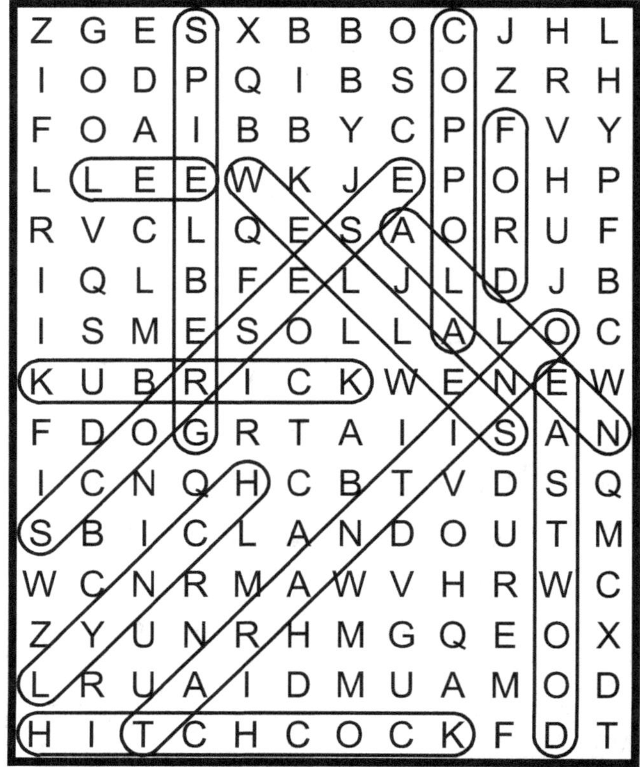

Puzzle #10

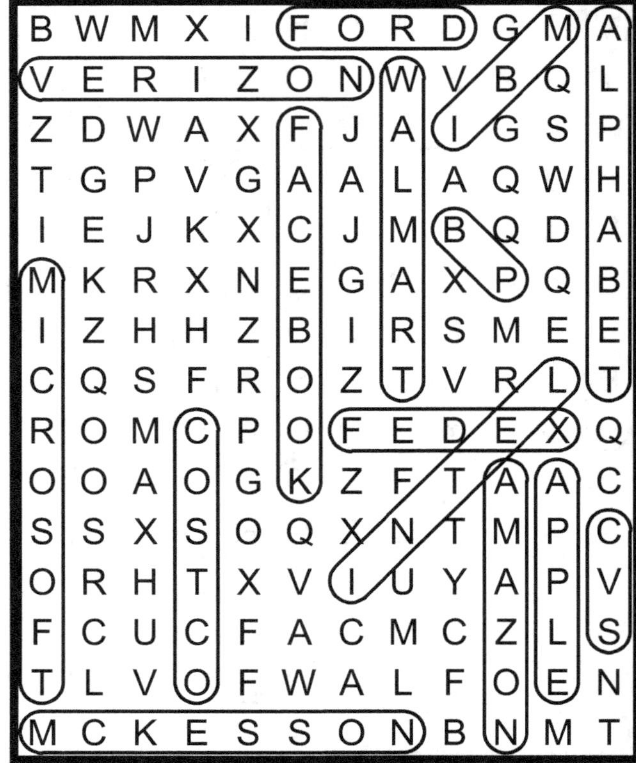

Puzzle #11

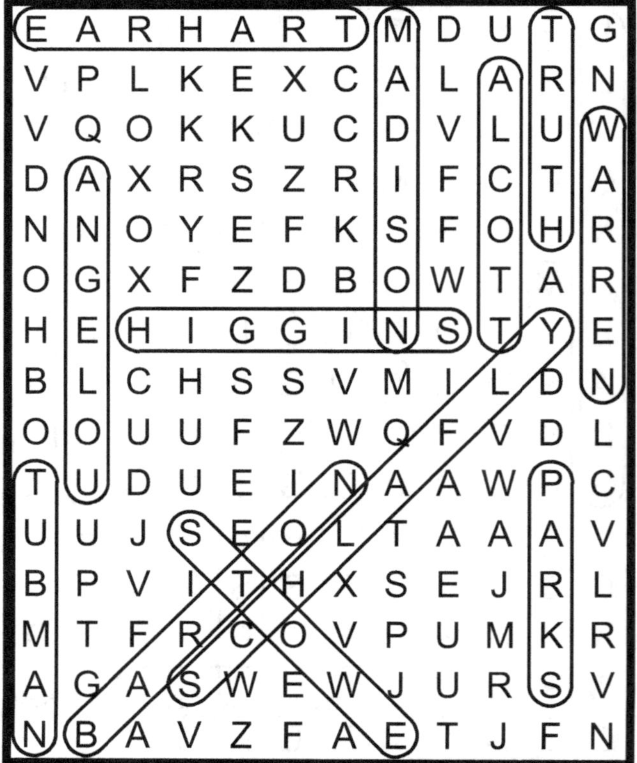

Puzzle #12

ANSWERS

Puzzle #13

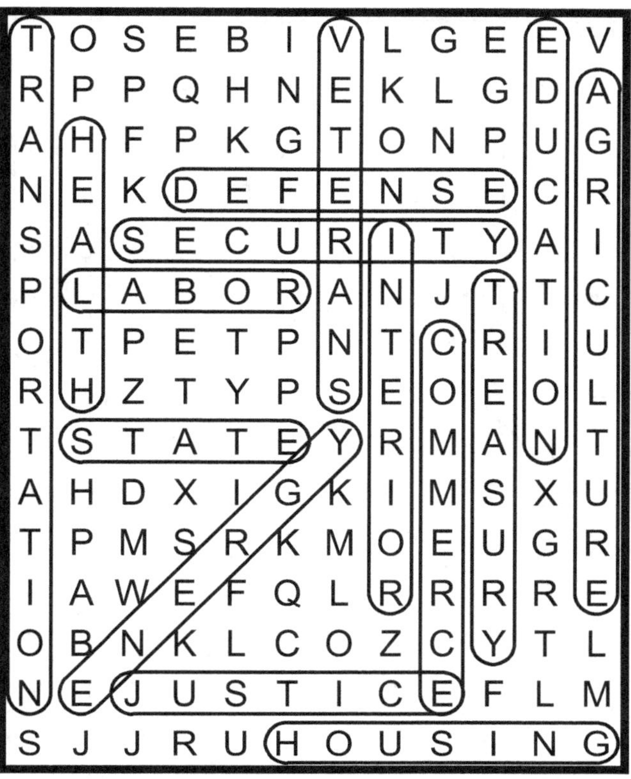

Puzzle #14

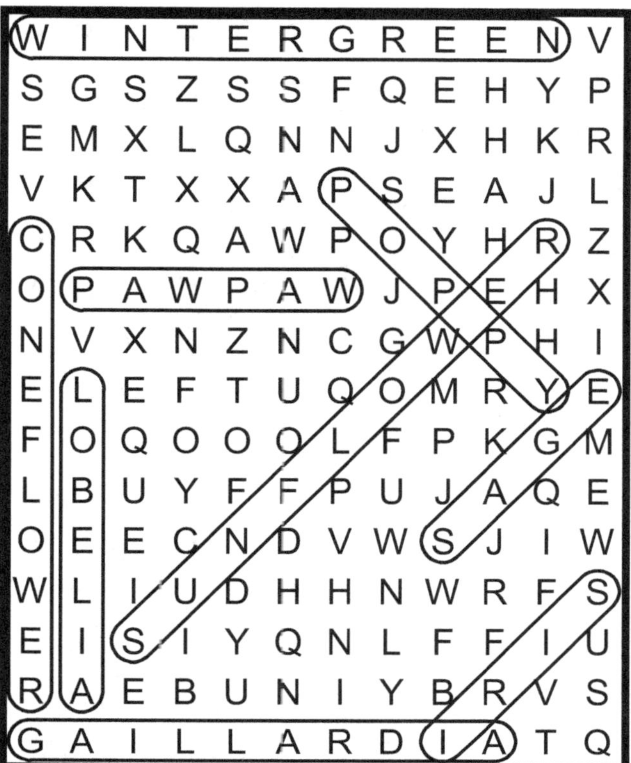

Puzzle #15

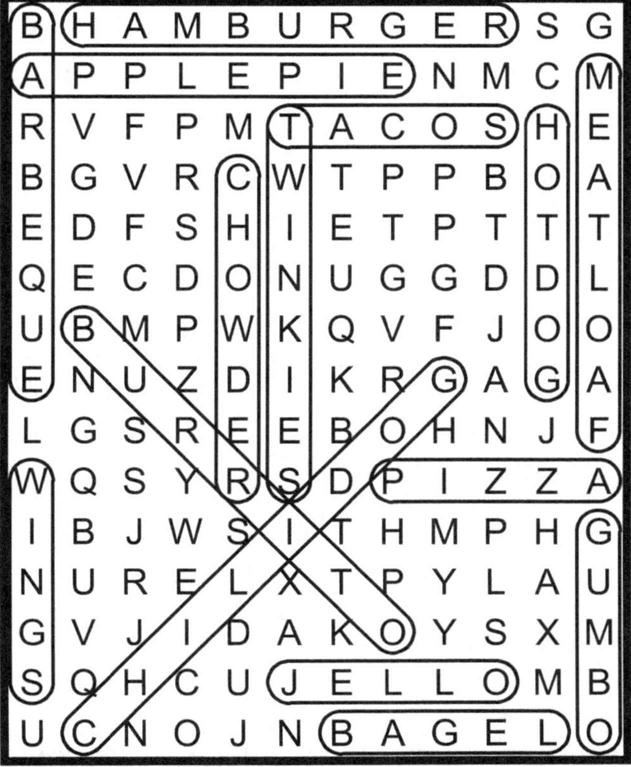

Puzzle #16

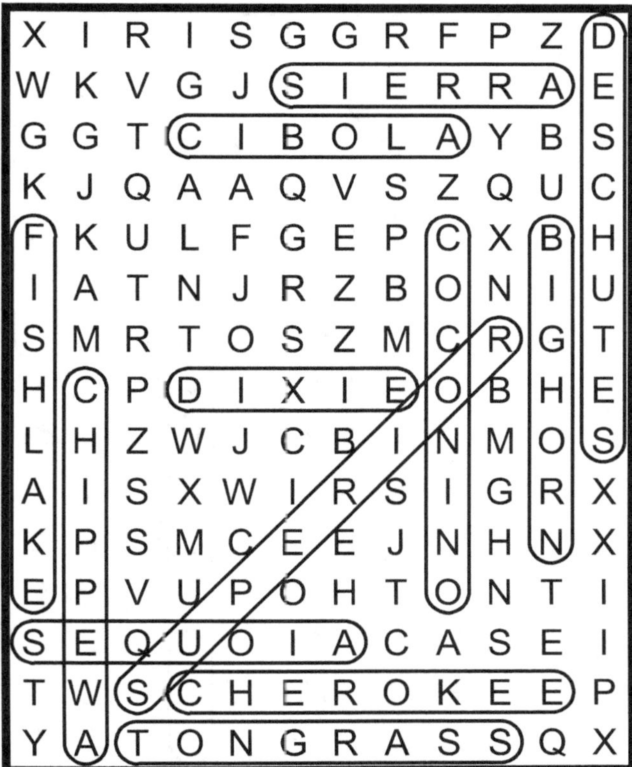

ANSWERS

Puzzle #17

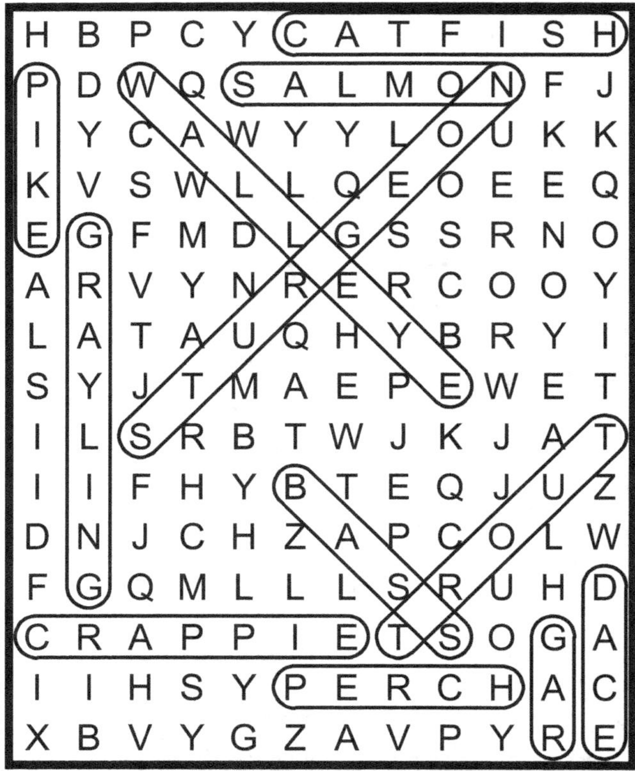

Puzzle #18

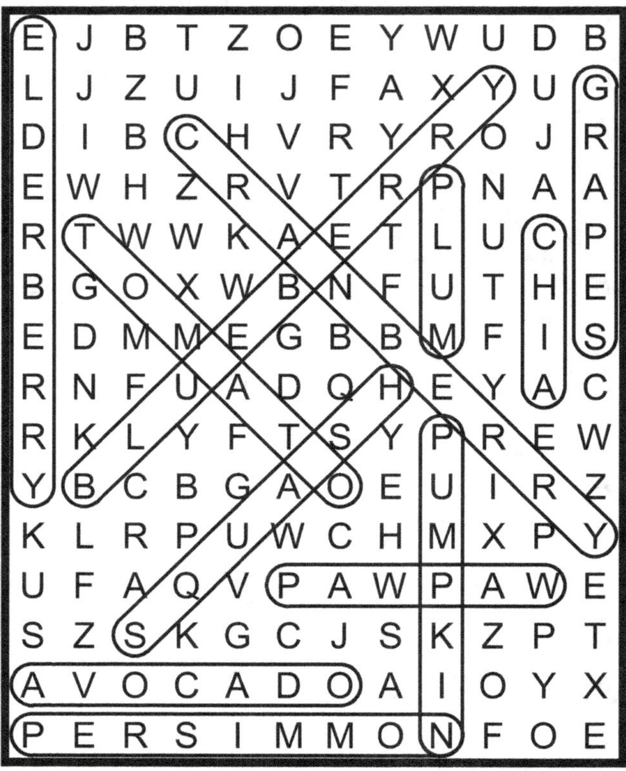

Puzzle #19

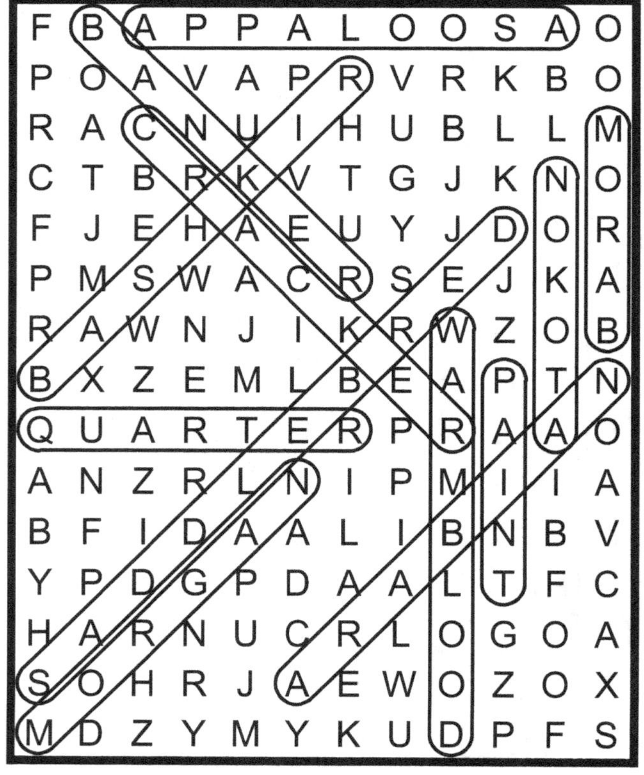

Puzzle #20

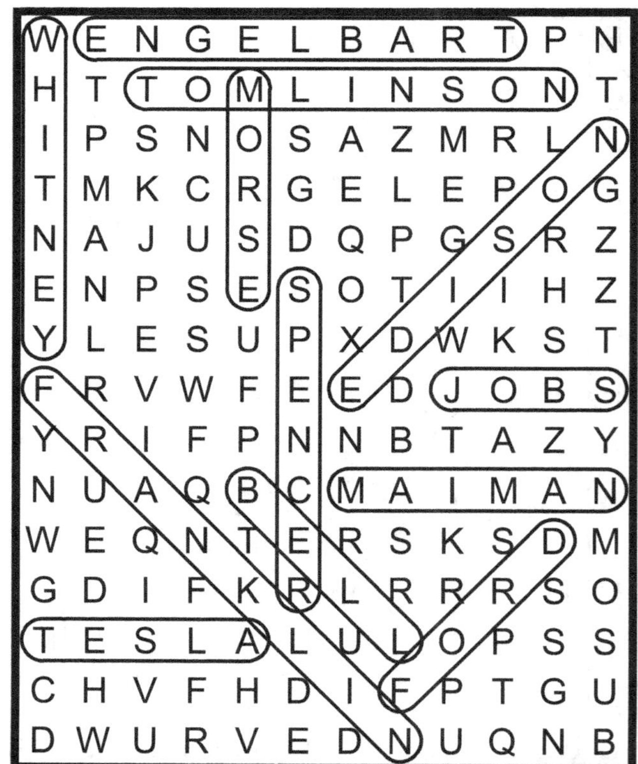

ANSWERS

Puzzle #21

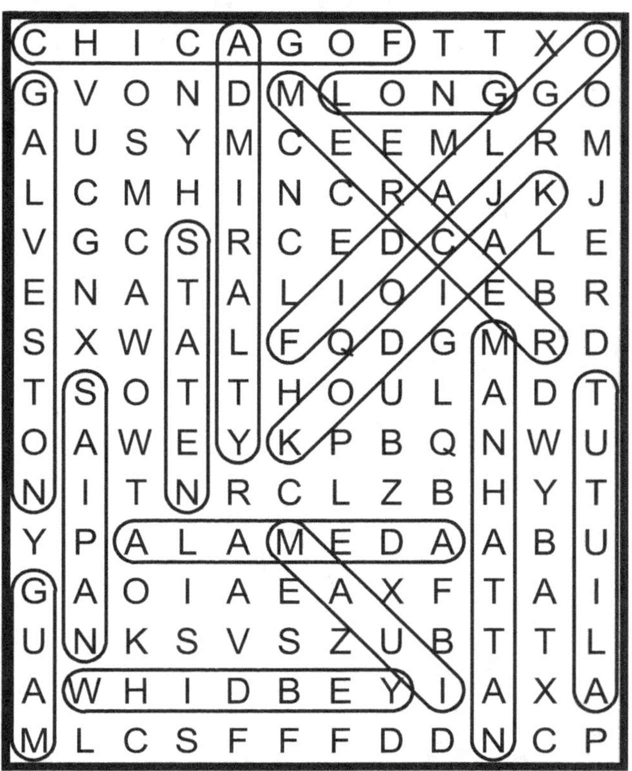

Puzzle #22

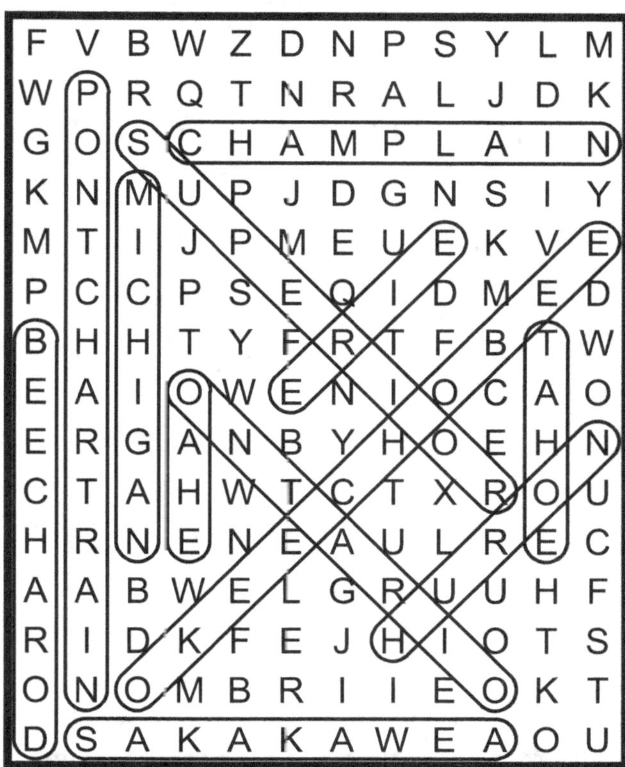

Puzzle #23

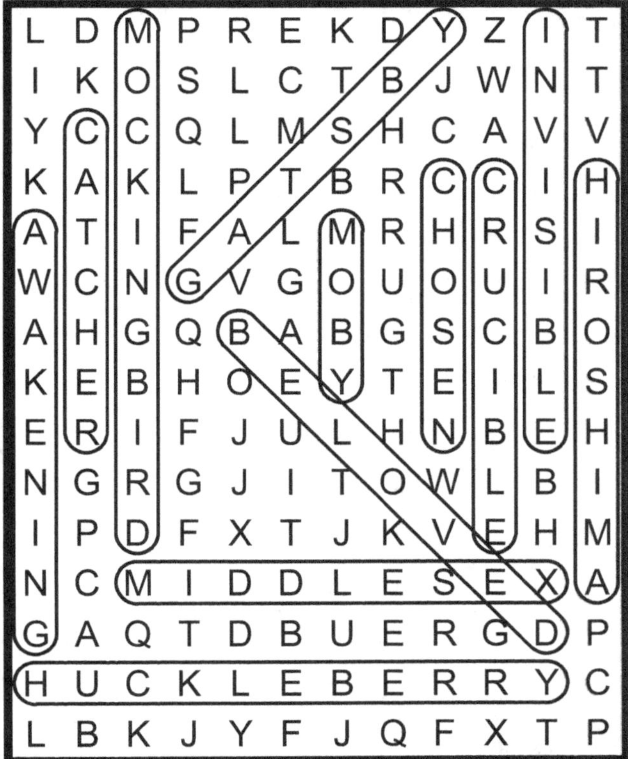

Puzzle #24

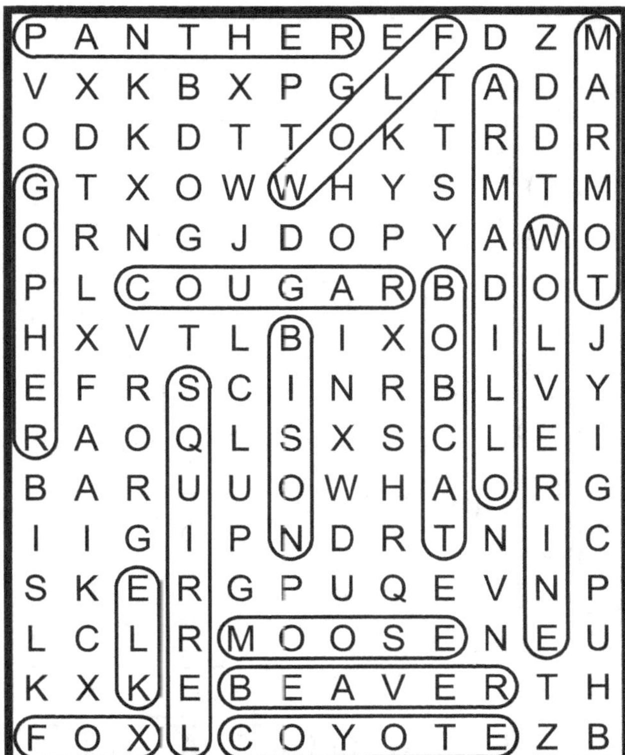

ANSWERS

Puzzle #25

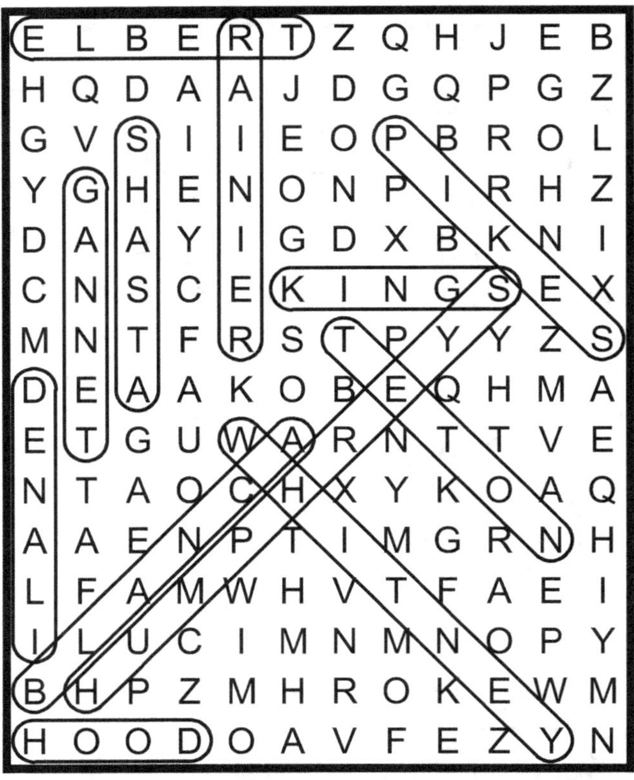

Puzzle #26

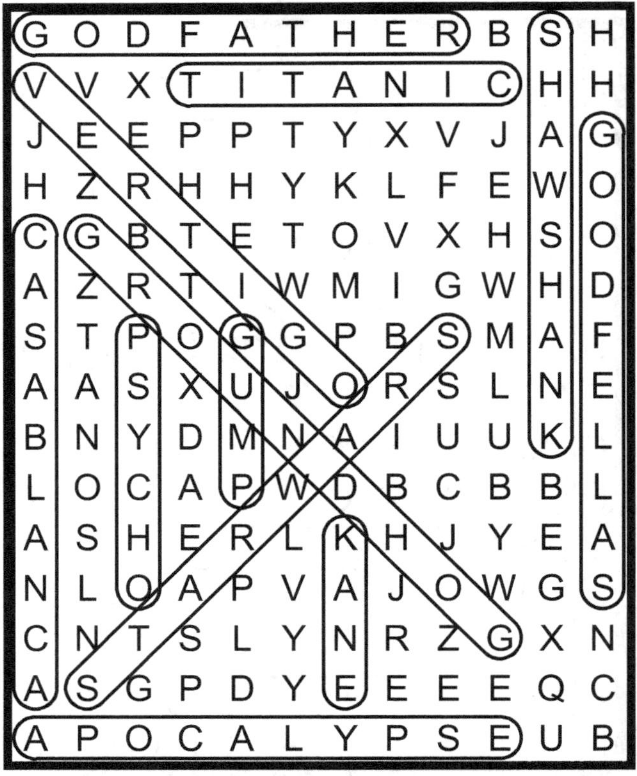

Puzzle #27

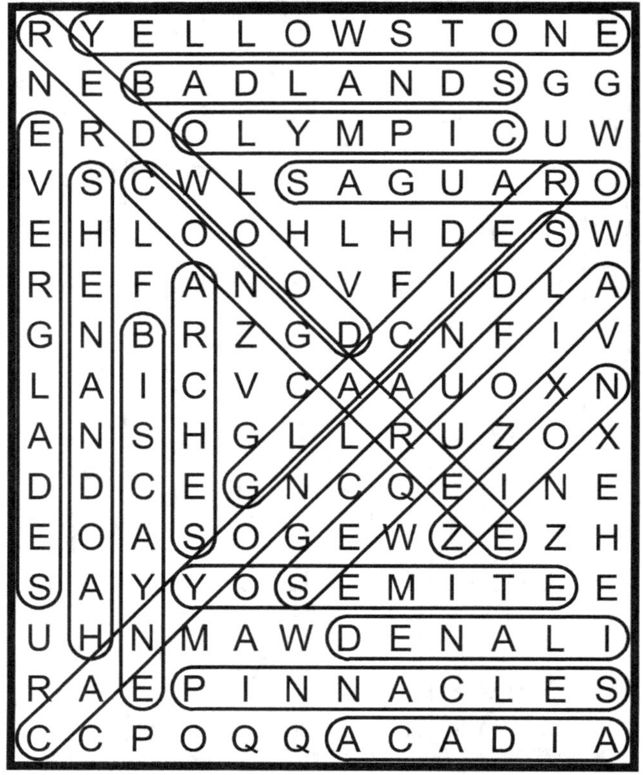

Puzzle #28

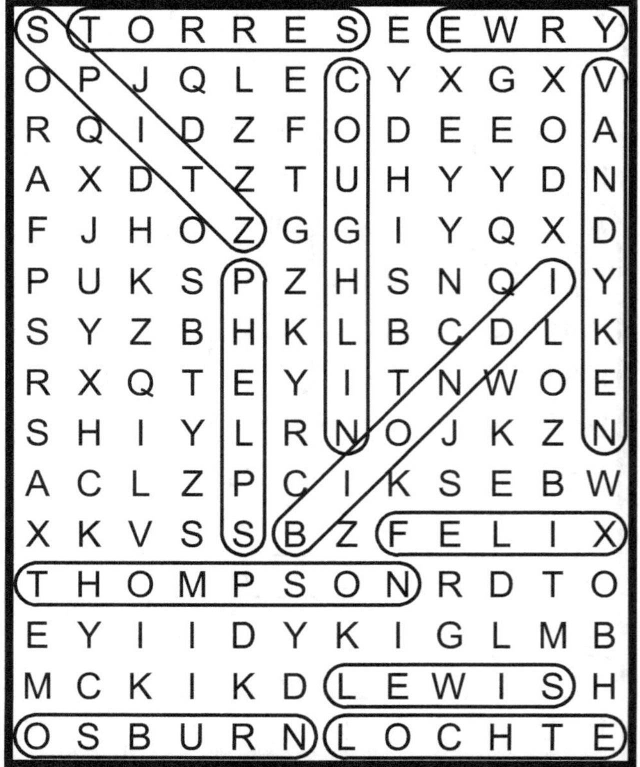

ANSWERS

Puzzle #29

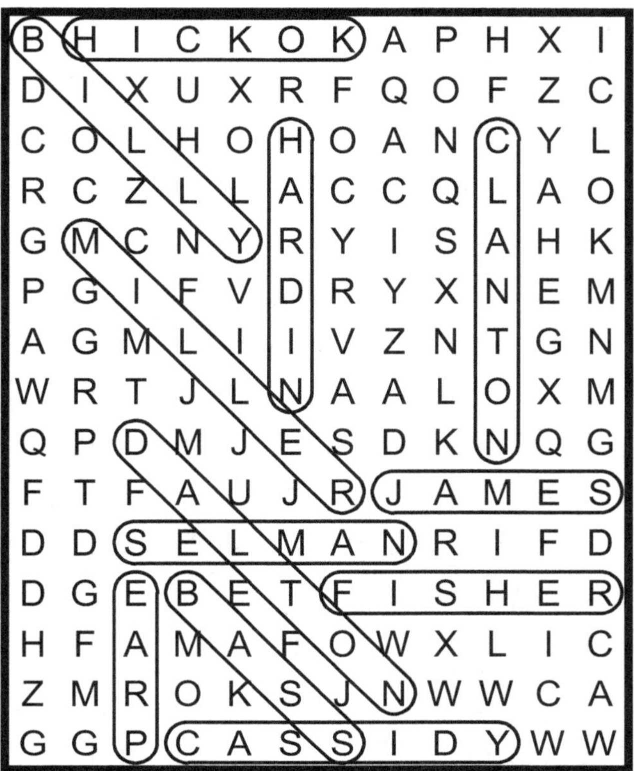

Puzzle #30

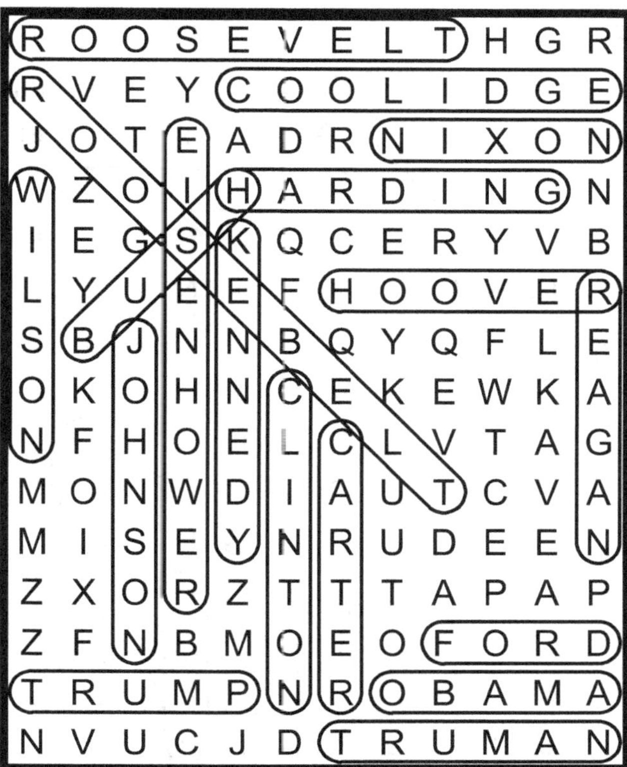

Puzzle #31

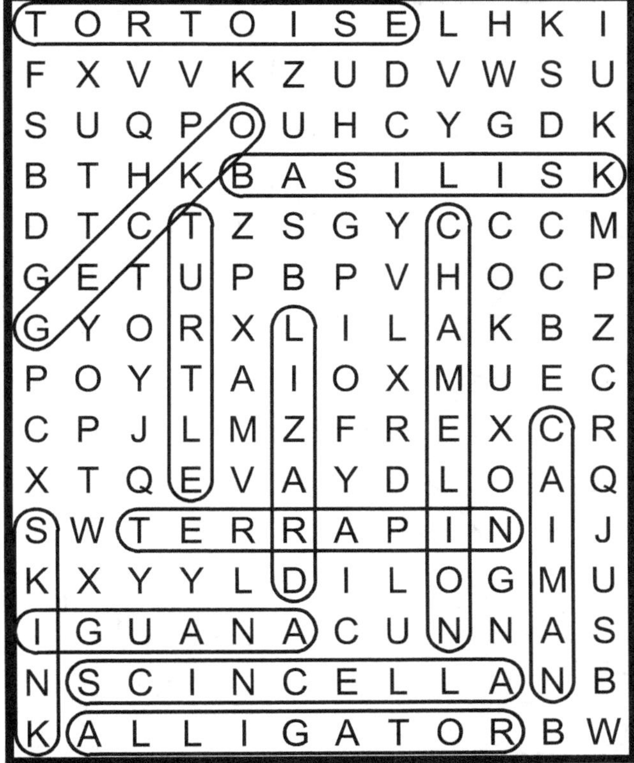

Puzzle #32

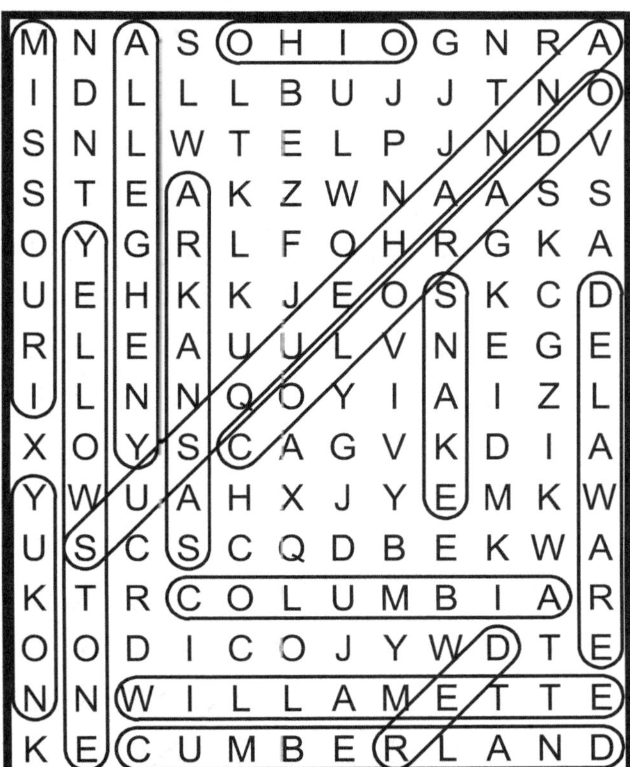

ANSWERS

Puzzle #33

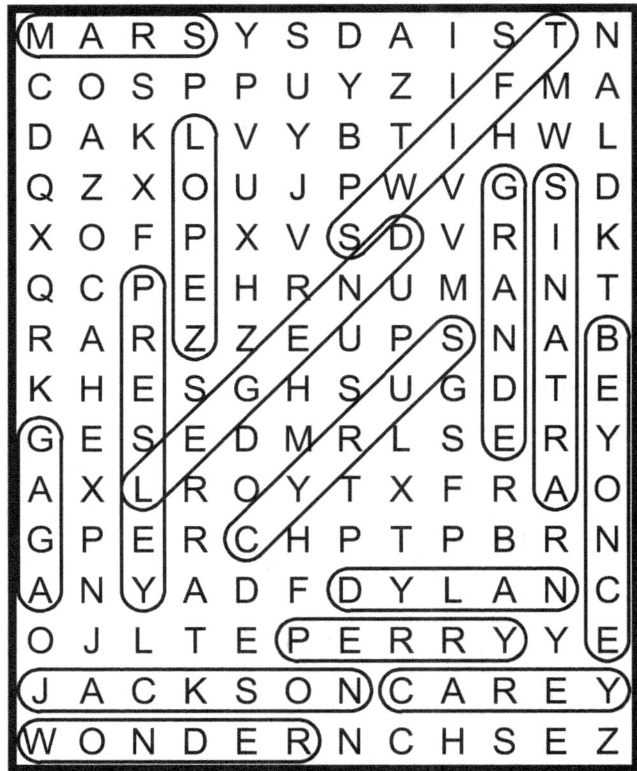

Puzzle #34

Puzzle #35

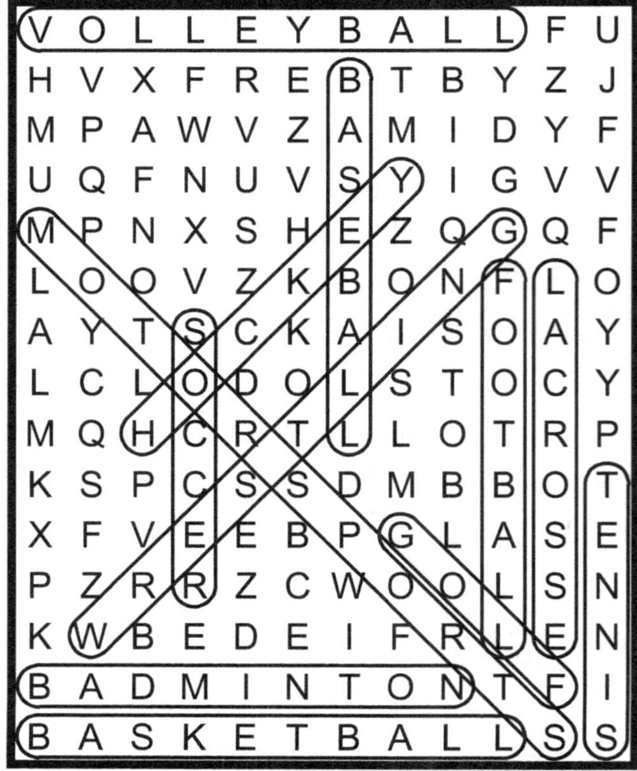

Puzzle #36

ANSWERS

Puzzle #37

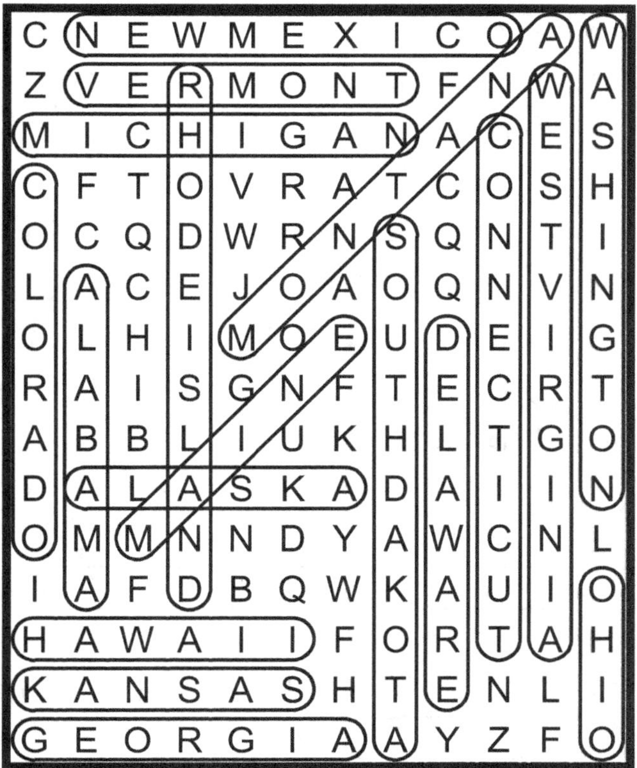

Puzzle #38

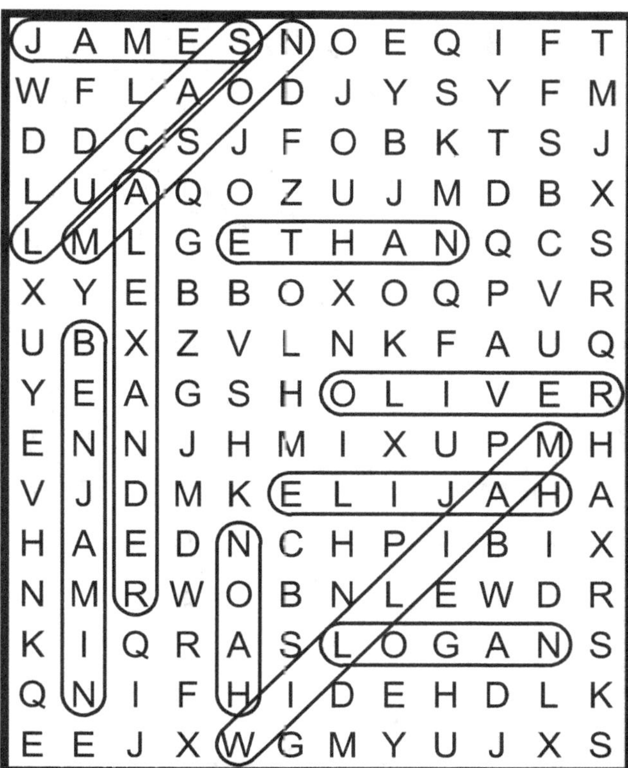

Puzzle #39

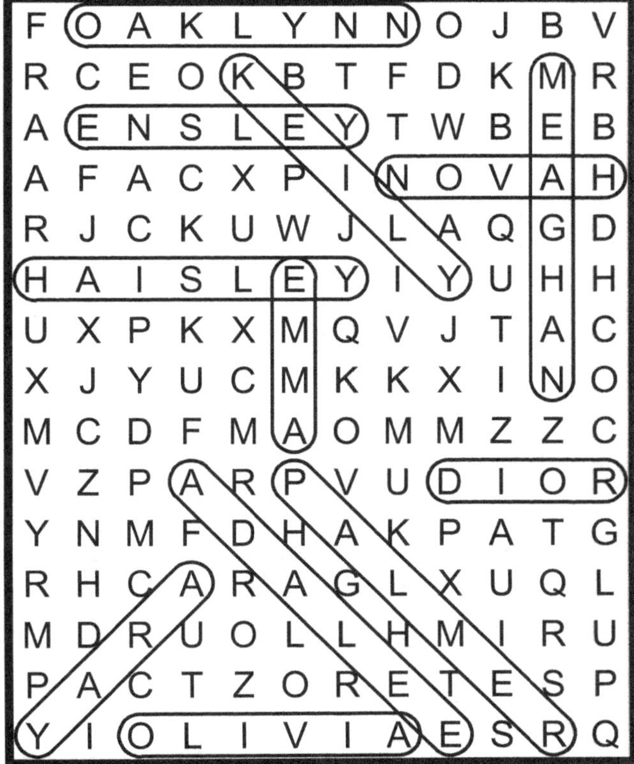

Puzzle #40

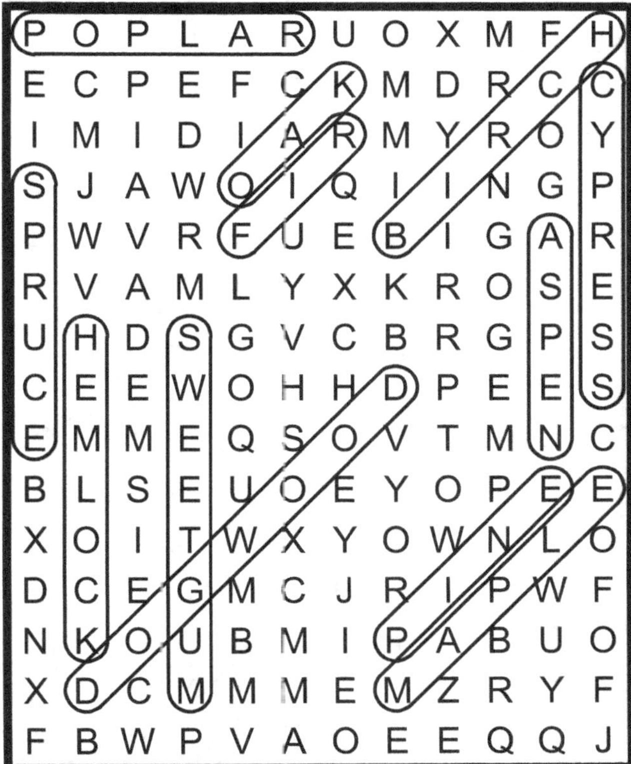

ANSWERS

Puzzle #41

Puzzle #42

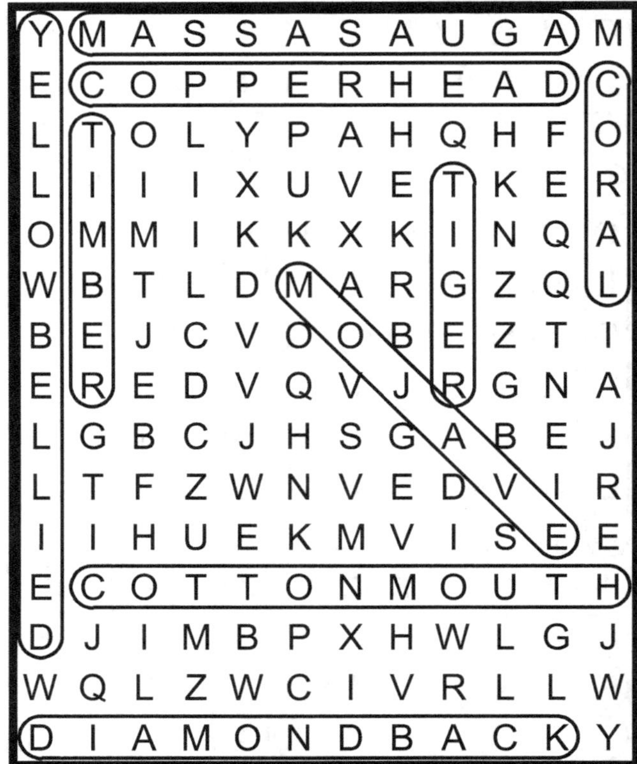

Puzzle #43

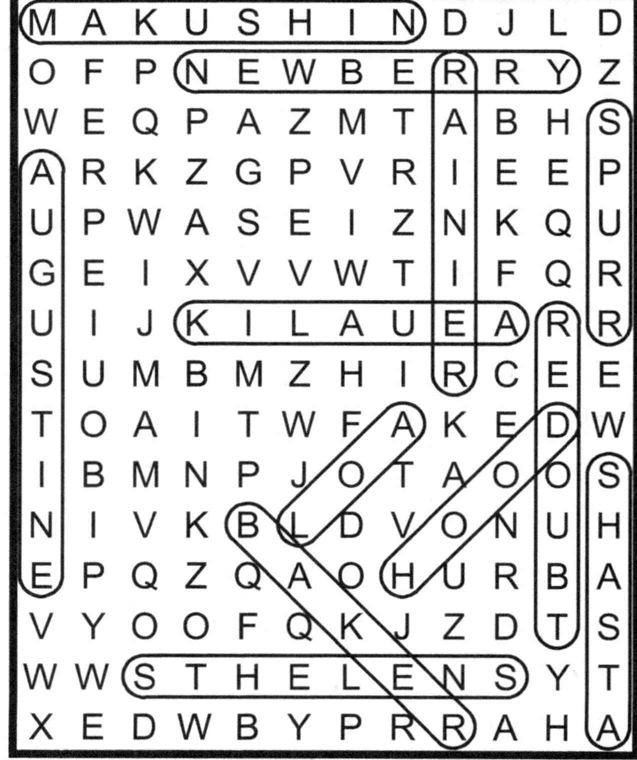

Puzzle #44

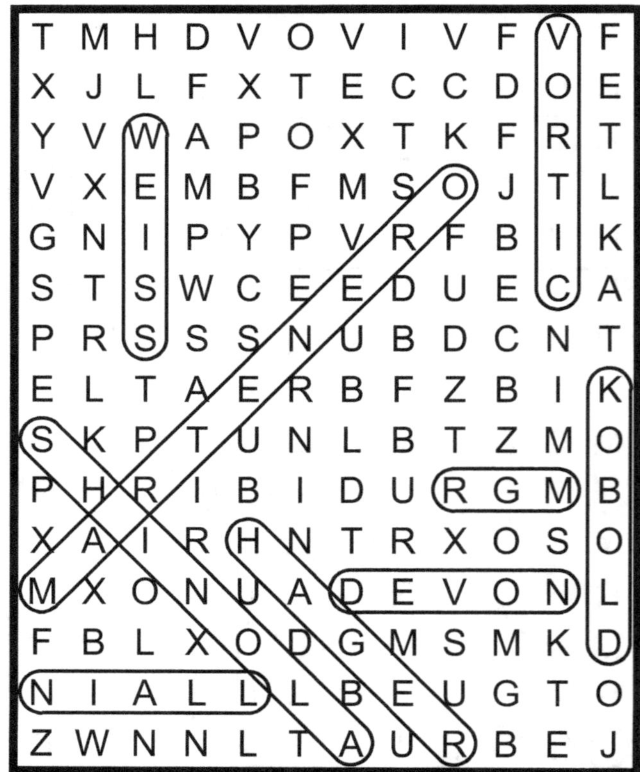

ANSWERS

Puzzle #45

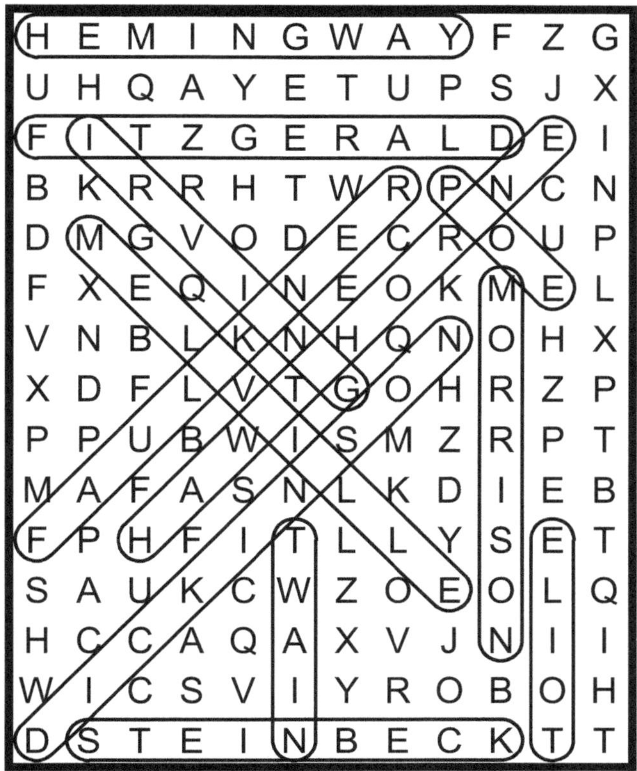

Puzzle #46

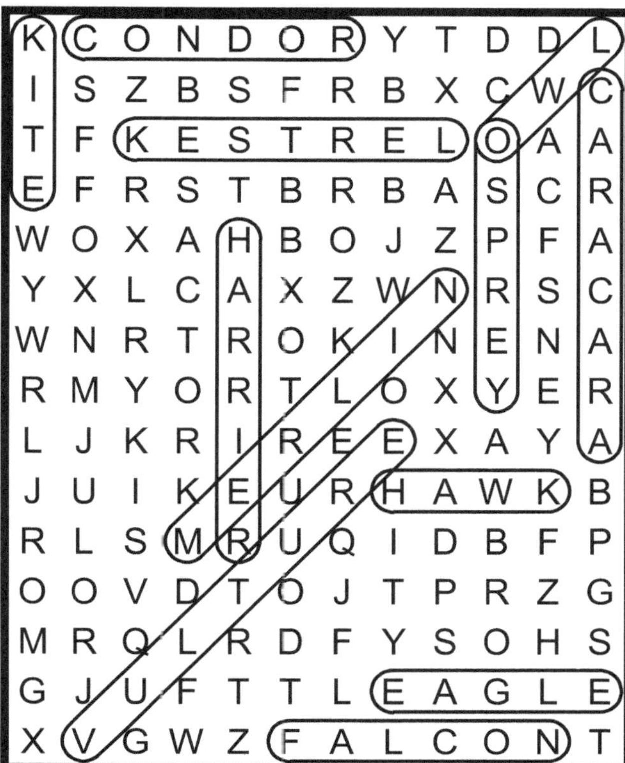

Puzzle #47

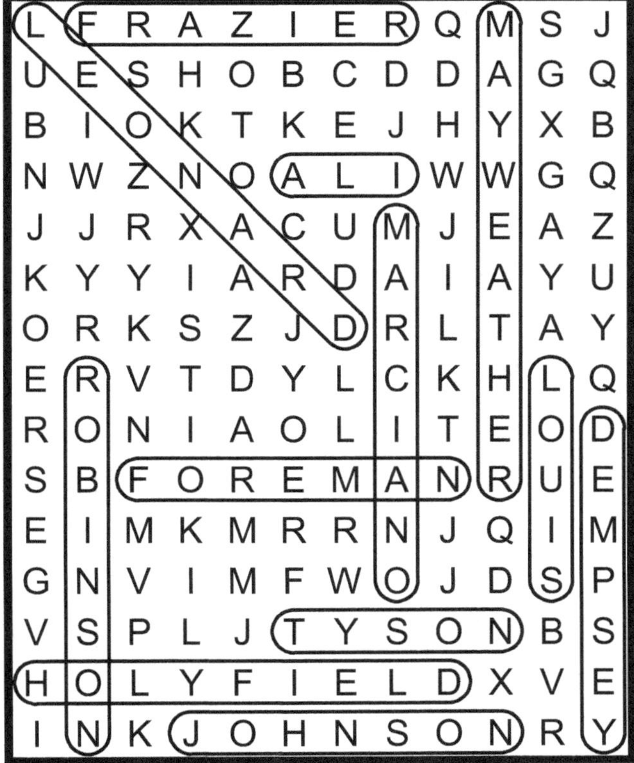

Puzzle #48

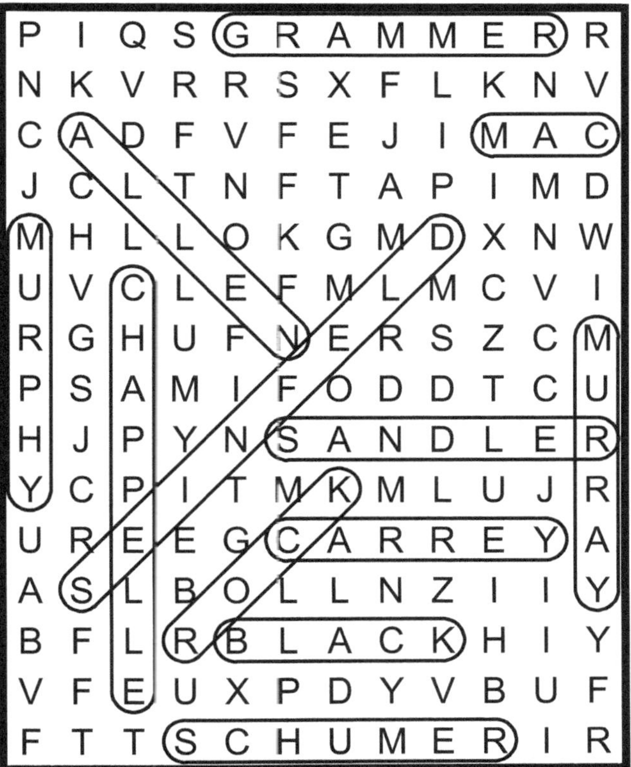